Inhaltsverzeichnis

Vorwort..4

Deutsch => Englisch...7
Empfang..8
Anamnese..15
Massage..26
Manuelle Therapie..31
PNF..42
Mulligan...47
Übungen..50
Gangschule...58
Lymphdrainage...60
Elektrotherapie..64
Beckenboden Gymnastik....................................67
Atemtherapie..71
Nützliches...74

Deutsch => Französisch.....................................76
Empfang..77
Anamnese...83
Massage..94
Manuelle Therapie...99
PNF..110
Mulligan..116
Übungen...119
Gangschule..126
Lymphdrainage..128
Elektrotherapie...132
Beckenboden Gymnastik...................................135
Atemtherapie...139
Nützliches..142

Deutsch => Italienisch..144
Empfang...145
Anamnese..151
Massage...162
Manuelle Therapie..167
PNF..177
Mulligan..183
Übungen..186
Gangschule..193
Lymphdrainage..195
Elektrotherapie..199
Beckenboden Gymnastik..202
Atemtherapie...206
Nützliches..209

Deutsch => Spanisch...211
Empfang...212
Anamnese..218
Massage...229
Manuelle Therapie..234
PNF..244
Mulligan..250
Übungen..253
Gangschule..260
Lymphdrainage..262
Elektrotherapie..266
Beckenboden Gymnastik..269
Atemtherapie...274
Nützliches..277

Deutsch => Türkisch..........279
Empfang..........280
Anamnese..........286
Massage..........297
Manuelle Therapie..........302
PNF..........312
Mulligan..........318
Übungen..........321
Gangschule..........328
Lymphdrainage..........330
Elektrotherapie..........334
Beckenboden Gymnastik..........337
Atemtherapie..........341
Nuetzliches..........344
Schlusswort..........346
Literaturverzeichnis..........347

Vorwort

Wer bin ich?

Ich heiße Caroline Braun und bin die Autorin des "Little Physio".

Ich habe Übersetzung studiert und mehrere Jahre lang als selbstständige Übersetzerin gearbeitet bevor ich einen vollkommen anderen Weg einschlug und Physiotherapeutin wurde.

Nun arbeite ich seit über zehn Jahren als Physiotherapeutin, anfangs im Krankenhaus und anschließend in verschiedenen Praxen.

Warum der Little Physio?

Während all der Jahre sind mir häufig die Verständigungsprobleme zwischen Therapeuten und ausländischen Patienten aufgefallen. Diese führten teilweise zu katastrophalen Folgen für die Therapie und Heilung der Patienten.

Viele Menschen denken, es sei die Aufgabe des Patienten sich die Landessprache anzueignen. Jedoch ist dies nicht immer möglich oder die Kenntnisse des Patienten sind einfach noch nicht gut genug um sich zu verständigen.

Außerdem sind manche Patienten nur für kurze Zeit in Deutschland, beispielsweise im Urlaub, um ihre Familie zu besuchen oder aus geschäftlichen Gründen.

Meine Rolle als Physiotherapeutin ist es nicht zu urteilen, sondern zu behandeln. Dafür ist es meine Aufgabe einen Weg zu finden, die Behandlung bestmöglich durchzuführen.

Das ist der Grund warum ich den Little Physio geschaffen habe.

Dieser Übersetzer besteht aus hunderten von Sätzen, die es dem Therapeuten ermöglichen, mit dem ausländischen Patienten zu kommunizieren und somit die Behandlung viel schneller und einfacher auszuführen.

Zur einfachen Handhabung ist dieses Buch in mehrere Kapitel wie „Empfang", „Massage", „Übungen","Lymphdrainage" etc. eingeteilt.

Somit lässt sich der benötigte Satz viel einfacher und schneller finden.

Um das Buch zu ergänzen, haben Sie die Möglichkeit sich die App für Ihr Handy, Android Tablet oder auch iPhone oder iPad zuzulegen.

Die App „Littlephysio" ist im Google-PlayStore sowie im AppStore von Apple erhältlich.

Die App ist eine Audioversion des Buches, die es Ihrem Handy oder Tablet ermöglicht an Ihrer Stelle zu „sprechen".
Sie tippen auf den gewünschten Satz und Ihr Handy gibt den Satz in der Sprache des Patienten wieder.

Ein Demo-Video finden Sie auf youtube oder auf littlephysio.com

Ich denke, man entscheidet sich dazu Physiotherapeut zu werden, um seinem Nächsten zu helfen. Und dabei sollte es egal sein, ob er unsere Sprache spricht oder nicht.

Dies ist nun möglich :)

Caroline Braun

Deutsch => Englisch

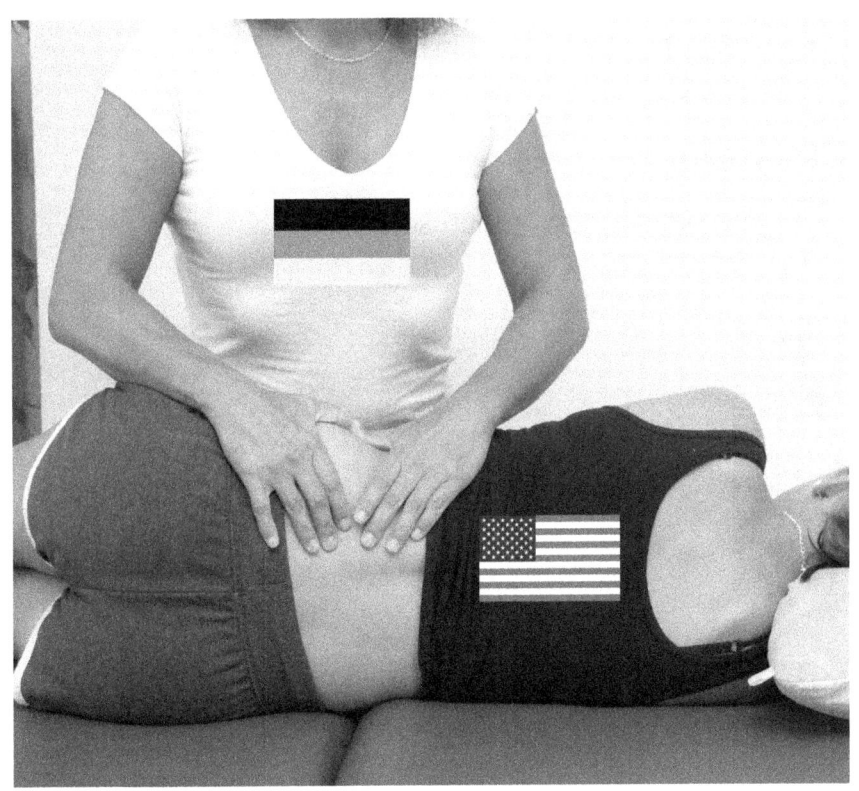

Empfang

Reception

1. Guten Tag
Hello

2. Ich heiße...
My name is

3. Haben Sie ein Rezept vom Arzt?
Do you have a doctor's prescription?

4. JA
Yes

5. NEIN
No

6. Haben Sie Ihre Versicherungskarte?
Do you have your insurance card?

7. Können Sie das nächste mal die Karte bringen?

Would you please bring the insurance card next time?

8. Können Sie mir bitte Ihre Telefonnummer aufschreiben?

Would you please write down your phone number?

9. Da ist ein Fehler beim Rezept, Sie müssen wieder zum Arzt damit er Ihnen ein neues Rezept gibt.

There is a mistake in the prescription. You have to go back to your doctor and have him issue a new one.

10. Haben Sie einen Bericht / Röntgen, CT-Bilder vom Arzt?

Do you have a report / X-ray / CT- images from your doctor?

11. Können Sie das nächste Mal die Bilder, den Bericht mitnehmen?

Would you please bring the x-rays / the report with you next time?

12. Da sind Ihre Termine

Here are your appointments

13. Wenn die Termine für Sie nicht gehen, sagen Sie es mir.

If these appointments don't work for you, please let me know.

14. Da geht es nicht?

This one doesn't work?

15. An dem Tag nicht?

Not on this day at all?

16. Lieber Vormittags

Rather in the morning?

17. Lieber Nachmittags

Rather in the afternoon?

18. Montag

Monday

19. Dienstag
Tuesday

20. Mittwoch
Wednesday

21. Donnerstag
Thursday

22. Freitag
Friday

23. Samstag
Saturday

24. Sonntag
Sunday

25. Es tut mir Leid, Sie sind zu früh
I'm sorry, you are too early

26. Es tut mir Leid, Sie sind zu spät
I'm sorry you are too late

27. Diese Woche geht es nicht
This week won't work

28. Heute geht es nicht
Today doesn't work

29. Erst nächste Woche
Not before next week

30. Erst nächsten Monat
Not before next month

31. Die Therapeutin / der Therapeut ist in Urlaub
The therapist is on vacation

32. Die Therapeutin / der Therapeut ist krank
The therapist is ill

33. Wollen Sie zum anderen Therapeut ?

Would you like to work with a different therapist?

34. JA

Yes

35. NEIN

No

36. Wollen Sie bei demselben Therapeut / derselben Therapeutin bleiben?

Would you like to continue with the same therapist?

37. Wollen sie warten bis der Therapeut / die Therapeutin wieder da ist?

Would you rather wait until your therapist is back?

38. Hier ist Ihre Rechnung.

Here is your bill.

39. Wollen Sie jetzt Zahlen?

Would you like to pay now?

40. Wollen Sie bar zahlen?

Do you want to pay cash?

Anamnese

Anamnesis

1. Ziehen Sie sich aus bitte
Please undress

2. Können Sie Ihr Oberteil ausziehen?
Can you please take off your top ?

3. Können Sie Ihre Hose ausziehen?
Can you please take off your pants?

4. Können Sie ihren Rock ausziehen?
Can you please take off your skirt?

5. Haben Sie Schmerzen?
Are you in pain?

6. Ja
Yes

7. Nein
No

8. Zeigen Sie mir wo Sie Schmerzen haben
Show me where it hurts

9. Wo haben Sie Schmerzen?
Where does it hurt?

10. Strahlen Sie in den Arm aus?
Is the pain radiating into your arm?

11. Strahlen Sie in das Bein aus?
Is the pain radiating into your leg?

12. Bis wohin strahlen die Schmerzen?
Where does the pain radiate into?

13. Zeigen Sie es mir
Show me

14. Haben Sie Taubheitsgefühle?
Do you feel numbness?

15. Wo?

Where?

16. Haben Sie Lähmungserscheinungen?

Do you have paralytic symptoms?

17. Haben Sie Ameisenlaufen?

Do you feel formication?

18. Wo?

Where?

19. Seit wann?

When did it start?

20. Seit Tagen

For days

21. Seit Wochen

For weeks

22. Seit Monaten

For months

23. Seit Jahren

For years

24. Wie ist der Schmerz?

What does the pain feel like?

25. Stechend

Acute

26. Dumpf

Dull

27. Ziehend

Dragging

28. Ist der Schmerz langsam entstanden?

Did the pain develop slowly?

29. Ist der Schmerz schnell entstanden?

Did the pain develop fast?

30. Hält der Schmerz lange?

Does the pain last for a long time?

31. Mehrere Sekunden
Several seconds

32. Mehrere Minuten
Several minutes

33. Mehrere Stunden
Several hours

34. Mehrere Tage
Several days

35. Hatten Sie einen Unfall?
Did you have an accident?

36. Sind Sie schon behandelt worden?
Have you had treatment yet?

37. Ja
Yes

38. Nein
No

39. Haben sie Bluthochdruck?

Do you have high blood pressure?

40. Haben Sie Diabetis?

Do you have diabetes?

41. Ist Ihnen schwindelig?

Are you dizzy?

42. Sind Sie schwanger?

Are you pregnant?

43. Im wievielten Monat?

What month?

44. Nehmen Sie Schmerzmittel?

Do you take pain killers?

45. Nehmen Sie Blutverdünnungsmedikamente / Medikamente ?

Do you take blood thinning medication?

46. Haben Sie Probleme mit der Schilddrüse?

Do you have problems with your thyroid?

47. Haben Sie Herzprobleme?
Do you have heart problems?

48. Haben Sie Kopfschmerzen?
Do you have a headache?

49. Sind Sie operiert worden?
Did you have surgery?

50. Wann sind Sie operiert worden?
When did you have surgery?

51. Vor Tagen
A few days ago

52. Vor Monaten
A few months ago

53. Vor Jahren
A few years ago

54. Sie müssen zum Arzt gehen
You have to see a doctor.

55. Haben Sie Schmerzen bei Belastung?

Does it hurt when you are moving?

56. Haben Sie Ruheschmerzen?

Do you have pain while resting?

57. Wann sind die Schmerzen am schlimmsten?

When does it hurt most? When is the pain worst?

58. Morgens

In the morning

59. Abends

In the evening

60. Nachts

At night

61. Immer gleich

Always the same

62. Beim Gehen aufwärts

While going up

63. Beim Gehen abwärts
While going down

64. Beim Treppenhochsteigen
Going up the stairs

65. Beim Treppenruntersteigen
Going down the stairs

66. Beim langen Sitzen?
While sitting for a long time

67. Nach langem Sitzen?
After sitting for a long time

68. Bei kleinen Bewegungen?
While doing small movements?

69. Waren Sie im Krankenhaus /Kur?
Were you in the hospital / in rehab?

70. Wie lange?
For how long?

71. MehrereTage
Several days

72. Mehrere Wochen
Several weeks

73. Mehrere Monate
Several months

74. Wann sind Sie vom Krankenhaus entlassen worden?
When did you get discharged from the hospital?

75. Gestern
Yesterday

76. Vorgestern
The day before yesterday

77. Vor ein Paar Tagen
A few days ago

78. Wieviele ?
How many?

79. Vor ein Paar Wochen

A few weeks ago

80. Vor ein Paar Monaten

A few months ago

Massage

Massage

1. Ziehen Sie sich aus bitte
   Please get undressed

2. Können Sie Ihr Oberteil ausziehen?
   Can you please take off your top?

3. Können Sie Ihre Hose ausziehen?
   Can you please take off your pants?

4. Können Sie ihren Rock ausziehen?
   Can you please take off your skirt?

5. Legen Sie sich auf den Rücken
   Lie down on your back

6. Legen Sie sich auf den Bauch
   Lie down on your stomach

7. Legen Sie sich auf die rechte Seite

Lie down on your right side

8. Legen Sie sich auf die linke Seite

Lie down on your left side

9. Kopf hier, bitte

This is for your head

10. Wollen Sie eine Decke?

Would you like a blanket?

11. Ist Ihnen kalt ?

Are you cold?

12. Ist Ihnen zu warm?

Are you too warm?

13. Legen Sie den rechten Arm runter

Put your right arm down

14. Legen Sie den rechten Arm hoch
   Put your right arm next to your head

15. Legen Sie den rechten Arm am Körper entlang
   Align your right arm alongside your body

16. Legen Sie den linken Arm runter
   Put your left arm down

17. Legen Sie den linken Arm hoch
   Put your left arm next to your head

18. Legen Sie den linken Arm am Körper entlang
   Align your left arm alongside your body

19. Setzen Sie sich hin, bitte
   Sit down please.

20. Schulter locker lassen
   Relax your shoulders

21. Nach vorne schauen

Please look straigt ahead

22. Tut es weh?

Does it hurt?

23. Tue ich Ihnen weh?

Do I hurt you?

24. Zeigen Sie mir wo es weh tut

Show me where it hurts.

25. Ist der Druck gut?

Is the pressure ok?

26. JA ?

Yes?

27. NEIN?

No?

28. Stärker ?

Harder?

29. Schwächer ?

Softer?

30. Besser?

Better?

31. Schlechter?

Worse?

Manuelle Therapie

Manual therapy

1. Ziehen Sie sich aus bitte
Please get undressed

2. Können Sie Ihr Oberteil ausziehen?
Can you please take off your top?

3. Können Sie Ihre Hose ausziehen?
Can you please take off your pants?

4. Können Sie ihren Rock ausziehen?
Can you please take off your skirt?

5. Wo haben Sie Schmerzen?
Where does it hurt?

6. Ist es besser geworden seit der letzten Behandlung?
Has it improved since the last treatment?

7. Ist es schlechter geworden?
Has it gotten worse?

8. Haben Sie jetzt mehr Schmerzen?
Has the pain increased?

9. Haben Sie jetzt weniger Schmerzen?
Has the pain gotten less?

10. Wo sind jetzt die Schmerzen?
Where does it hurt now?

11. Stehen Sie auf ein Bein
Stand on one leg please.

12. Jetzt auf das andere Bein stehen
Please stand on the other leg now.

13. Stehen Sie auf die Fersen
Stand on your heels

14. Stehen Sie auf die Fußspitzen
Stand on your tiptoes

15. Setzen Sie sich hin
Sit down please

16. Machen Sie sich rund
Round your back

17. Kopf einrollen
Put your chin to your chest

18. Zieht es?
Does it pull?

19. Ist es schmerzhaft?
Is it painful?

20. So weniger ?
Is the pain less now?

21. So mehr?

Is the pain worse now?

22. Besser ?

Better?

23. Schlechter?

Worse?

24. Heben Sie den Kopf

Put your head back

25. Kopf nach oben / nach oben schauen

Lift your head up, look up

26. Kopf nach unten / nach unten schauen

Put your head down, look down

27. Kopf nach links drehen

Turn your head to the left

28. Kopf nach rechts drehen

Turn your head to the right

29. Kopf nach links neigen

Tilt your head to the left

30. Kopf nach rechts neigen

Tilt your head to the right

31. Locker lassen

Relax

32. Nicht helfen, ich mache die Bewegung, Sie lassen locker

Do not help. I will do the movements, you relax

33. Arme hoch

Put your arms up

34. Rechter Arm hoch

Put your right arm up

35. Rechter Arm runter
   Put your right arm down

36. Linker Arm hoch
   Put your left arm up

37. Linker Arm runter
   Put your left arm down

38. Bein beugen
   Bend your leg

39. Bein strecken
   Extend your leg

40. Knie beugen
   Bend your knee

41. Knie strecken
   Extend your knee

42. Bein heben

Lift your leg

43. Legen Sie sich auf den Rücken

Lie on your back

44. Legen Sie sich auf den Bauch

Lie on your stomach

45. Legen Sie sich auf die rechte Seite

Lie on your right side

46. Legen Sie sich auf die linke Seite

Lie on your left side

47. Kopf hier, bitte

Put your head here, please

48. Setzen Sie sich hin

Sit down

49. Machen Sie die Bewegung leicht mit.

Please participate with ease

50. Drücken Sie gegen meinen Widerstand

Press against my resistance

51. Drücken Sie stärker

Press harder

52. Drücken Sie leichter

Press not so hard

53. Das ist eine Übung für Zuhause

This is an exercise to do at home

54. Beine aufstellen

Bend your legs and pull your knees to your thighs

55. Bauch anspannen

Tighten your Abdomen

56. Po anspannen
Squeeze your buttocks

57. Beine anspannen
Tense your legs

58. Arme anspannen
Tense your arms

59. Entspannen
Relax

60. Es kann sein, dass es ein Bißchen weh tut
It might hurt a little

61. Ich zeige es Ihnen, dann machen Sie es nach
I will show you first, then you repeat

62. Machen Sie 3 Serien à 10 Wiederholungen
Do 3 sets with 10 repetitions

63. Machen Sie 3 Serien à 15 Wiederholungen
Do 3 sets with 15 repetitions

64. Machen Sie 3 Serien à 20 Wiederholungen
Do 3 sets with 20 repetitions

65. Machen Sie 3 Serien à 30 Wiederholungen
Do 3 sets with 30 repetitions

66. 1 mal die Woche
Once a week

67. 2 mal die Woche
Twice a week

68. 3 mal die Woche
Three times a week

69. 1 mal pro Tag
Once a day

70. 2 mal pro Tag
   Twice a day

71. 3 mal pro Tag
   Three times a day

72. Machen Sie die Übung vor dem Spiegel
   Do the exercise in front of a mirror

73. Sitzen Sie vor dem Spiegel
   Sit down in front of a mirror

74. Stehen sie vor dem Spiegel
   Stand in front of a mirror

75. Das darf nicht weh tun
   It is not supposed to hurt

76. Das darf nicht passieren
   This is not supposed to happen

PNF

PNF

1. Legen Sie sich auf den Rücken

Lie on your back

2. Legen Sie sich auf den Bauch

Lie on your stomach

3. Legen Sie sich auf die rechte Seite

Lie on your right side

4. Legen Sie sich auf die linke Seite

Lie on your left side

5. Kopf hier, bitte

Put your head here, please

6. Ich zeige Ihnen wie die Bewegung aussehen soll

I will show you what the movement should look like

7. Ich mache die Bewegung, Sie lassen den Arm locker

I will do the movement, relax your arm

8. Ich mache die Bewegung, Sie lassen das Bein locker

I will do the movement, relax your leg

9. Jetzt drücken Sie gegen meinen Widerstand

Press against my resistance now

10. Finger, Hand aufmachen

Open your hand and extend your fingers

11. Finger, Hand zumachen

Close your hand aroung mine

12. Ellbogen strecken

Extend your arm

13. Ellbogen beugen

Bend your elbow

14. Bein hoch

Put your leg up

15. Bein runter

Put your leg down

16. Bein in die Richtung anspannen

Tense your leg in this direction

17. Knie beugen

Bend your knee

18. Knie strecken

Extend your knee

19. Hüfte beugen

Bend your hips

20. Hüfte strecken

Extend your hips

21. Entspannen / locker lassen

Relax

22. Mehr

More

23. Weniger
Less

24. Stärker
Harder

25. Schwächer
Softer

26. Langsamer
Slower

27. Schneller
Faster

28. Nach oben drücken
Press upward

29. Nach unten drücken
Press downward

30. Jetzt in die andere Richtung
Now in the other direction

31. Richtung gegenüberliegende Schulter
Towards your opposite shoulder

32. Richtung gegenüberliegende Hüfte
Towards your opposite hip

33. Richtung Ohr
Towards the ear

34. Richtung Nase
Towards the nose

35. Richtung Fenster
Towards the window

36. Richtung Tür
Towards the door

37. Richtung Wand
Towards the wall

38. Richtung Uhr
Towards the clock

Mulligan

Mulligan

1. Zeigen Sie mir bei welcher Bewegung sie Schmerzen haben

Show me which movement causes the pain

2. Lassen Sie locker

Relax

3. Machen Sie jetzt die Bewegung noch einmal

Repeat the movement once more

4. Ist es besser?

Is it better?

5. Haben Sie Schmerzen bei Treppenhochsteigen ?

Do you have pain going upstairs?

6. Haben Sie Schmerzen bei Treppenruntersteigen ?

Do you have pain going downstairs?

7. Ist es besser so?

Is it better like this?

8. Sie dürfen keine Schmerzen haben, wenn es weh tut sagen Sie Stopp.

You are not supposed to be in pain. Please say Stop if it hurts

9. Wenn der Gurt weh tut lege ich ein Polster zwischen Ihnen und dem Gurt.

If the strap hurts, I can put a pad between you and the strap

10. Daheim können Sie diese Übung mit einem Handtuch machen

You can do this exercise with a towel at home

11. Daheim können Sie diese Übung mit einem Theraband machen

you can do this exercise at home with an elastic band

12. Daheim können Sie diese Übung mit einem Stab machen

You can do this exercise at home with a stick

13. Den Ball können Sie im Sportgeschäft kaufen.

The ball can be purchased at a sporting goods store

14. Das Theraband können Sie im Sportgeschäft kaufen.

The elastic band can be purchased at a sporting goods store

15. Es soll rot sein

It should be red

16. Es soll grün sein

It should be green

Übungen

Exercises

1. Beugen
Bend

2. Strecken
Extend

3. Anspannen
Flex

4. Entspannen
Relax

5. Gesäß nach hinten
Move your buttocks backwards

6. Bauch anspannen / angespannt lassen
tense your abdomen / do not relax

7. Bleiben Sie so ein Paar Sekunden, dann entspannen
Remain like this for a few seconds, then relax

8. Es darf keine Bewegung stattfinden
Do not move

9. Das ist für die Koordination
This is for your coordination

10. Machen Sie 3 Serien à 10 Wiederholungen
Do 3 sets with 10 repetitions

11. Machen Sie 3 Serien à 15 Wiederholungen
Do 3 sets with 15 repetitions

12. Machen Sie 3 Serien à 20 Wiederholungen
Do 3 sets with 20 repetitions

13. Machen Sie 3 Serien à 30 Wiederholungen
Do 3 sets with 30 repetitions

14. Machen Sie Pause zwischen den Serien

Take a break between the sets

15. Ein Paar Sekunden

A few seconds

16. Ein Paar Minuten

A few minutes

17. Wieviel?

How many

18. 1 mal die Woche

Once a week

19. 2 mal die Woche

Twice a week

20. 3 mal die Woche

Three times a week

21. 1 mal pro Tag
Once a day

22. 2 mal pro Tag
Twice a day

23. 3 mal pro Tag
Three times a day

24. Machen Sie die Übung vor dem Spiegel
Do the exercise while standing in front of a mirror

25. Sitzen Sie vor dem Spiegel
Sit in front of the mirror

26. Stehen sie vor dem Spiegel
Stand in front of the mirror

27. Das ist für die Kräftigung
This is for strengthening

28. Zuhause jeden Tag machen

Do it at home every day

29. Machen Sie die Übungen vor dem Spiegel damit Sie sich korrigieren können

Do the exercise in front of the mirror so that you can correct yourself

30. Das darf nicht passieren

This is not supposed to happen

31. Das ist falsch

This is wrong

32. So ist es richtig

This is correct

33. Langsam

Slow

34. Langsamer

Slower

35. Schnell

Fast

36. Schneller

Faster

37. Nicht ruckartig

Don't jerk

38. Sie dürfen keine Schmerzen bei den Übungen haben.

Your are not supposed to be in pain during the exercise

39. Wenn Sie Schmerzen haben, während Sie die Übungen machen, lassen Sie die Übung sein und sagen es mir das nächste Mal.

If you are in pain doing the exercise please stop and tell me next time you are here.

40. Haben Sie die Übungen gemacht?

Did you do the exercises?

41. Haben Sie dabei Schmerzen gehabt?

Did you feel any pain?

42. Zeigen Sie mir wo Sie Schmerzen hatten

Show me where it hurt?

43. Zeigen Sie mir wie Sie die Übung machen.

Show me how you do the exercises?

44. Stehen sie auf dem rechten Bein

Stand on your right leg

45. Stehen sie auf dem linken Bein

Stand on your left leg

46. Stehen sie auf einem Bein

Stand on one leg

47. Das ist für das Gleichgewicht

This is for balance

48. Versuchen Sie nicht zu wackeln

Try not to move

49. Diese Bewegung können Sie in den Alltag einbauen

Try to include this exercise in your daily routine

Gangschule

Gait training

1. Stehen Sie gerade
Stand straight

2. Machen Sie kleinere Schritte
Take smaller steps

3. Machen Sie größere Schritte
Take bigger steps

4. Machen Sie regelmäßige Schritte
Take regular steps

5. Den Fuß abrollen
Roll your foot from heel to toe

6. Zuerst auf Ferse, dann rollt der Fuß, dann drücken Sie den Fuß vor mit dem Vorfuß

First on your heel, roll your foot, then press your foot forward to your toes

7. Die Gehstütze gehen mit dem kranken Bein zusammen.

The crutch goes on the same side as your injured leg

8. Arme locker am Körper pendeln lassen

Swing your arms loosely by your body

Lymphdrainage

Lymphatic drainage

1. **An diesem Arm darf man kein Blutdruck messen oder Spritzen**

   The blood pressure cannot be taken on this arm nor can blood be drawn

2. **Sie sollen sich möglichst nicht verletzten**

   Preferably you should not get hurt

3. **Sie dürfen nicht heiß baden oder zu lange in der Sonne liegen**

   You are not allowed to take a hot bath or lie in the sun for too long

4. **Wenn Sie einen schmerzhaften Ausschlag haben, gehen Sie sofort zum Arzt.**

   If you have a painful rash, see a doctor immediately

5. **Legen Sie oft, mehrmals pro Tag die Beine hoch**

   Put your legs up multiple times per day

6. Legen Sie oft, mehrmals pro Tag das Bein hoch
Put your leg up several times a day

7. Legen Sie oft, mehrmals pro Tag den Arm hoch
Put your arm up multiple times a day

8. Haben Sie einen Kompressionsstrumpf?
Do you have a surgical stocking?

9. Haben Sie Kompressionsstrümpfe?
Do you have surgical stockings?

10. Den Strumpf müssen Sie jeden Tag tragen
You have to wear the stocking every day

11. Die Strümpfe müssen Sie jeden Tag tragen
You have to wear the stockings every day

12. Den Strumpf müssen Sie Tag und Nacht tragen
You have to wear the stocking night and day

13. Die Strümpfe müssen Sie Tag und Nacht tragen

You have to wear the stockings night and day

14. Sie sollen keine einengende Kleidung tragen.

You shouldn't wear tight-fitting clothes

15. Legen Sie sich auf den Rücken

Lie on your back

16. Drehen Sie sich auf den Bauch

Lie on your stomach

17. Können Sie sich auf den Bauch legen oder wollen Sie lieber sitzen?

Can you lie on your stomach or would your rather sit?

18. Sitzen?

Sit?

19. Bein aufstellen

Put one leg up

20. Beine aufstellen
Put both legs up

21. Ein Bisschen zu mir rutschen
Slide a little towards me

22. Rutschen Sie nach links
Slide to the left

23. Rutschen Sie nach rechts
Slide to the right

24. Rutschen Sie kopfwärts
Slide up

25. Rutschen Sie fußwärts
Slide down

26. Tut es weh?
Does it hurt?

27. Es darf nicht weh tun
It shouldn't hurt

Elektrotherapie

Electrotherapy

1. Ich werde 2 Elektroden anlegen
I will attach 2 electrodes

2. Ich werde 4 Elektroden anlegen
I will attach 4 electrodes

3. Es fließt noch kein Strom
There is no electricity yet

4. Ich drehe den Strom langsam hoch
I will increase the electricity slowly

5. Sie sagen es mir sobald Sie Strom spüren
Tell me, as soon as you feel the electricity

6. Spüren Sie den Strom?
Do you feel the electricity?

7. Es soll angenehm sein

It should be comfortable

8. Ist es angenehm?

Is it comfortable?

9. Sie sollen den Strom nur ganz leicht spüren

You should feel the electricity only slightly

10. Jetzt drehe ich den Strom runter bis Sie ihn nicht mehr spüren

I will turn down the electricity until you can't feel it anymore

11. Es dauert circa 10 Minuten

It will take about 10 minutes

12. Es dauert circa 15 Minuten

It will take about 15 minutes

13. Es dauert circa 20 Minuten

It will take about 20 minutes

14. Wenn es fertig ist, komme ich und mache die Elektroden weg.

I will take off the electrodes once it is finished

15. Wenn Sie ein Problem haben, rufen Sie mich.

If you have a problem, call me

16. Ich bin nebenan

I will be next-door

Beckenboden Gymnastik

Pelvic floor exercises

<u>Kurz</u>

1. **Der Beckenboden ist der Muskel der zwischen Schambein und Steißbein ist.**

   The pelvic floor is the muscle between your pubic bone and your tailbone

2. **Seine Aufgabe ist hauptsächlich die Öffnungen, die sich da befinden zu schließen.**

   Its function is mainly to close the openings there

3. **Er arbeitet mit den Bauchmuskeln und mit dem Zwerchfell zusammen.**

   It works together with you abdominal muscles and your diaphragm

4. **Deshalb muß man diese Muskeln auch mitarbeiten lassen um den Beckenboden zu kräftigen.**

   In order to strengthen your pelvic floor you have to use these muscles as well

5. **Versuchen Sie den Beckenboden anzuspannen indem Sie so anspannen wie wenn Sie aufs Klo müssten, es aber nicht könnten.**

   Try to tense your pelvic floor, acting like have to use the bathroom but you can't go

Lang

1. **Der Beckenboden ist der Muskel der sich zwischen rechter und linker Sitzbeinhöcker, Steißbein und Schambein befindet.**

   The pelvic floor is the muscle between ischial tuberosities, pubic and tailbone

2. **Der Beckenboden trägt wesentlich dazu bei, dass Sie Ihren Urin- und Stuhlabgang kontrollieren können. Durch regelmäßiges Training können Sie einer Inkontinenz vorbeugen oder bestehende Probleme günstig beeinflussen.**

   The pelvic floor helps to control the function of urinating and bowel movement. With regular training you can prevent incontinence or lessen exiting problems

3. **Weiterhin bietet der Beckenboden den inneren Bauchorganen Halt und stützt sie von unten. Daher können Sie mit einem Becken-bodentraining Senkungsbeschwerden entgegenwirken.**

   In addition, the pelvic floor holds and supports the organs in your abdomen. Thats why regular pelvic floor training works against prolapse problems

4. **Um diese Aufgaben erfüllen zu können, arbeitet der Beckenboden zusammen mit der Bauchmuskulatur und dem Zwerchfell, dem wichtigsten Atemmuskel.**

   To fulfill these functions, the pelvic floor works with the abdominal muscles and the diaphragm, which is the most important respiratory muscle

5. **Deshalb muß man diese Muskeln auch mitarbeiten lassen um den Beckenboden zu kräftigen.**

   In order to strengthen your pelvic floor you have to use these muscles as well

6. **Versuchen Sie, die Beckenbodenmuskulatur anzuspannen indem Sie sich vorstellen daß Sie Ihren After und Ihre Scheide verschließen.**

   Try to tighten your pelvic floor, imagining closing your vagina and anus

7. Versuchen Sie den Beckenboden anzuspannen indem Sie so anspannen wie wenn Sie aufs Klo müssten, es aber nicht könnten.

Try to tighten your pelvic floor, acting like have to use the toilet but you can't go

8. Tief einatmen, beim langsamen Ausatmen Bauch anspannen.

Inhale deeply. Exhale slowly tensing your abdominal muscles

9. Ich zeige es Ihnen, dann machen Sie es nach.

I will show you, and then you do it

Atemtherapie

Breathing therapy

1. Atmen Sie durch die Nase ein
Inhale through your nose

2. Atmen Sie durch den Mund aus
Exhale through your mouth

3. Ich mache es vor, Sie machen es nach.
I will show you, and then you do it

4. Langsam
Slowly

5. Langsamer
Slower

6. Schnell
Fast

7. Schneller

Faster

8. Tief

Deeply

9. Tiefer

Deeper

10. Oberflächig

Casual

11. Oberflächiger

More casually

12. Atmen Sie mehr in den Bauch

Inhale more into your abdomen

13. Der Bauch soll dicker werden wenn Sie einatmen

Your abdomen should expand when inhaling

14. Legen Sie die Hände auf den Bauch

Put your hands on your abdomen

15. Legen Sie die Hände auf den Brustkorb

Put your hands on your ribcage

16. Ihre Hände sollen vom Bauch bewegt werden wenn Sie einatmen

Your hands should be moving on your abdomen when inhaling

Nützliches

Useful

1. Guten Tag
Hello

2. Tschüss
Goodbye

3. Bitte
Please

4. Danke
Thank you

5. Locker lassen
Relax

6. Tut es weh?
Does it hurt?

7. Ist es besser so?

Is it better now?

8. Stärker?

Harder?

9. Ja

Yes

10. Nein

No

11. Es tut mir Leid, ich verstehe Sie nicht

I'm sorry, I can't understand you

Deutsch => Französisch

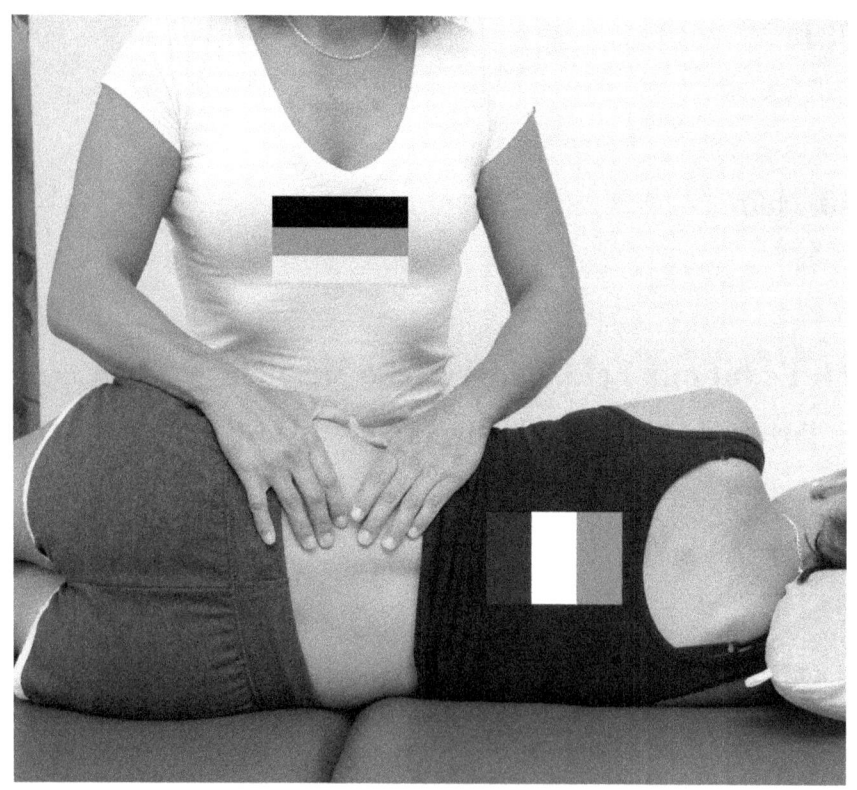

Empfang

Réception

1. Guten Tag

Bonjour

2. Ich heiße...

Je suis...

3. Haben Sie ein Rezept vom Arzt?

Avez-vous une ordonnance?

4. JA

OUI

5. NEIN

NON

6. Haben Sie Ihre Versicherungskarte?

Avez-vous une carte vitale?

7. Können Sie das nächste mal die Karte bringen?

Pouvez-vous apporter votre carte vitale la prochaine fois?

8. Können Sie mir bitte Ihre Telefonnummer aufschreiben?

Pouvez-vous m'écrire votre numéro de téléphone, s'il vous plait?

9. Da ist ein Fehler beim Rezept, Sie müssen wieder zum Arzt damit er Ihnen ein neues Rezept gibt.

Il y a une erreur sur l'ordonnance, vous devez retourner chez le medecin pour qu'il la corrige.

10. Haben Sie einen Bericht / Röntgen, CT-Bilder vom Arzt?

Avez-vous un rapport du médecin / des radios, des tomographies?

11. Können Sie das nächste Mal die Bilder, den Bericht mitnehmen?

Pouvez-vous amener les radios, les tomographies la prochaine fois?

12. Da sind Ihre Termine

Voici vos rendez-vous

13. Wenn die Termine für Sie nicht gehen, sagen Sie es mir.

Si les rendez-vous ne vous conviennent pas, dites le moi

14. Da geht es nicht?

Ça ne va pas?

15. An dem Tag nicht?

Pas ce jour là?

16. Lieber Vormittags

Plutôt le matin

17. Lieber Nachmittags

Plutôt l'après-midi

18. Montag

Lundi

19. Dienstag

Mardi

20. Mittwoch
Mercredi

21. Donnerstag
Jeudi

22. Freitag
Vendredi

23. Samstag
Samedi

24. Sonntag
Dimanche

25. Es tut mir Leid, Sie sind zu früh
Je suis désolée, vous êtes en avance

26. Es tut mir Leid, Sie sind zu spät
Je suis désolée, vous êtes en retard

27. Diese Woche geht es nicht
Ce n´est pas possible cette semaine

28. Heute geht es nicht
Ce n´est pas possible aujourd´hui

29. Erst nächste Woche
A partir de la semaine prochaine

30. Erst nächsten Monat
A partir du mois prochain

31. Die Therapeutin / der Therapeut ist in Urlaub
La / le thérapeute est en vacances

32. Die Therapeutin / der Therapeut ist krank
La / le thérapeute est malade

33. Wollen Sie zum anderen Therapeut ?
Voulez-vous un autre thérapeute ?

34. JA
OUI

35. NEIN
NON

36. Wollen Sie bei demselben Therapeut / derselben Therapeutin bleiben?

Voulez-vous avoir le / la même thérapeute?

37. Wollen sie warten bis der Therapeut / die Therapeutin wieder da ist?

Voulez-vous attendre que le / la thérapeute revienne?

38. Hier ist Ihre Rechnung.

Voici votre facture.

39. Wollen Sie jetzt Zahlen?

Voulez-vous payer maintenant ?

40. Wollen Sie bar zahlen?

Voulez-vous payer contant?

Anamnese

Anamnese

1. Ziehen Sie sich aus bitte
Deshabillez vous s'il vous plait

2. Können Sie Ihr Oberteil ausziehen?
Pouvez-vous enlevez votre haut?

3. Können Sie Ihre Hose ausziehen?
Pouvez-vous enlever votre pantalon?

4. Können Sie ihren Rock ausziehen?
Pouvez-vous enlever votre jupe?

5. Haben Sie Schmerzen?
Avez-vous des douleurs?

6. Ja
Oui

7. Nein
Non

8. Zeigen Sie mir wo Sie Schmerzen haben
Montrez moi où vous avez des douleurs

9. Wo haben Sie Schmerzen?
Où sont vos douleurs ?

10. Strahlen Sie in den Arm aus?
Les douleurs se diffusent-elles dans le bras?

11. Strahlen Sie in das Bein aus?
Les douleurs se diffusent-elles dans la jambe?

12. Bis wohin strahlen die Schmerzen?
Où les douleurs se diffusent-elles?

13. Zeigen Sie es mir
Montrez moi

14. Haben Sie Taubheitsgefühle?
Avez-vous des zones insensibles?

15. Wo?

Où?

16. Haben Sie Lähmungserscheinungen?

Avez-vous des paralysies, faiblesses musculaires?

17. Haben Sie Ameisenlaufen?

Avez-vous des fourmis?

18. Wo?

Où?

19. Seit wann?

Depuis quand?

20. Seit Tagen

Depuis plusieurs jours

21. Seit Wochen

Depuis plusieurs semaines

22. Seit Monaten

Depuis plusieurs mois

23. Seit Jahren

Depuis plusieurs années

24. Wie ist der Schmerz?

Comment est la douleur?

25. Stechend

Lancinante

26. Dumpf

Diffuse

27. Ziehend

Par élancements

28. Ist der Schmerz langsam entstanden?

La douleur a-t-elle commencé doucement?

29. Ist der Schmerz schnell entstanden?

La douleur a-t-elle commencé d'un seul coup?

30. Hält der Schmerz lange?

La douleur persiste-t-elle longtemps?

31. Mehrere Sekunden

Plusieurs secondes

32. Mehrere Minuten

Plusieurs minutes

33. Mehrere Stunden

Plusieurs heures

34. Mehrere Tage

Plusieurs jours

35. Hatten Sie einen Unfall?

Avez-vous eu un accident?

36. Sind Sie schon behandelt worden?

Avez-vous déjà reçu des soins ?

37. Ja

Oui

38. Nein

Non

39. Haben sie Bluthochdruck?

Faites-vous de l'hypertension?

40. Haben Sie Diabetis?

Avez-vous le diabète?

41. Ist Ihnen schwindelig?

Avez-vous des vertiges?

42. Sind Sie schwanger?

Etes vous enceinte?

43. Im wievielten Monat?

Depuis combien de mois?

44. Nehmen Sie Schmerzmittel?

Prenez vous des antidouleurs?

45. Nehmen Sie Blutverdünnungsmedikamente / Medikamente ?

Prenez vous des anticoagulants? / des médicaments?

46. Haben Sie Probleme mit der Schilddrüse?

Avez-vous des problèmes de thyroide?

47. Haben Sie Herzprobleme?
Avez-vous des problèmes cardiaques?

48. Haben Sie Kopfschmerzen?
Avez-vous des maux de tête?

49. Sind Sie operiert worden?
Vous êtes-vous fait opérer?

50. Wann sind Sie operiert worden?
Quand vous êtes-vous fait opérer?

51. Vor Tagen
Il y a quelques jours

52. Vor Monaten
Il y a quelques mois

53. Vor Jahren
Il y a quelques années

54. Sie müssen zum Arzt gehen
Vous devez aller chez le médecin

55. Haben Sie Schmerzen bei Belastung?

Avez-vous des douleurs liées à une activité / pendant une activité?

56. Haben Sie Ruheschmerzen?

Avez-vous des douleurs au repos?

57. Wann sind die Schmerzen am schlimmsten?

Quand les douleurs sont-elles maximales?

58. Morgens

Le matin

59. Abends

Le soir

60. Nachts

La nuit

61. Immer gleich

Toujours pareil

62. Beim Gehen aufwärts

En marchant quand ça monte

63. Beim Gehen abwärts

En marchant quand ça descend

64. Beim Treppenhochsteigen

En montant les escaliers

65. Beim Treppenruntersteigen

En descendant les escaliers

66. Beim langen Sitzen?

Quand vous restez assis(e) longtemps?

67. Nach langem Sitzen?

Après être resté assis(s) longtemps?

68. Bei kleinen Bewegungen?

Lors de très petits mouvements?

69. Waren Sie im Krankenhaus /Kur?

Êtes vous allé(e) à l'hôpital/ en cure?

70. Wie lange?

Combien de temps?

71. MehrereTage

Plusieurs jours

72. Mehrere Wochen

Plusieurs semaines

73. Mehrere Monate

Plusieurs mois

74. Wann sind Sie vom Krankenhaus entlassen worden?

Quand êtes vous sorti(e) de l'hôpital?

75. Gestern

Hier

76. Vorgestern

Avant-hier

77. Vor ein Paar Tagen

Il y a quelques jours

78. Wieviele ?

Combien ?

79. Vor ein Paar Wochen

Il y a quelques semaines

80. Vor ein Paar Monaten

Il y a quelques mois

Massage

Massage

1. **Ziehen Sie sich aus bitte**
   Vous Pouvez vous déshabiller

2. **Können Sie Ihr Oberteil ausziehen?**
   Pouvez-vous enlever votre haut?

3. **Können Sie Ihre Hose ausziehen?**
   Pouvez-vous enlever votre pantalon?

4. **Können Sie ihren Rock ausziehen?**
   Pouvez-vous enlever votre jupe?

5. **Legen Sie sich auf den Rücken**
   Couchez vous sur le dos

6. **Legen Sie sich auf den Bauch**
   Couchez vous sur le ventre

7. Legen Sie sich auf die rechte Seite
Couchez vous sur le côté droit

8. Legen Sie sich auf die linke Seite
Couchez vous sur le côté gauche

9. Kopf hier, bitte
La tête ici, s'il vous plait

10. Wollen Sie eine Decke?
Voulez vous une couverture?

11. Ist Ihnen kalt ?
Avez-vous froid

12. Ist Ihnen zu warm?
Avez-vous trop chaud?

13. Legen Sie den rechten Arm runter
Mettez votre bras drois en bas

14. Legen Sie den rechten Arm hoch

Mettez votre bras drois en haut

15. Legen Sie den rechten Arm am Körper entlang

Mettez votre bras droit le long du corps

16. Legen Sie den linken Arm runter

Mettez votre bras gauche en bas

17. Legen Sie den linken Arm hoch

Mettez votre bras gauche en haut

18. Legen Sie den linken Arm am Körper entlang

Mettez votre bras gauche le long du corps

19. Setzen Sie sich hin, bitte

Asseyez vous, s'il vous plait

20. Schulter locker lassen

Détendez vos épaules

21. Nach vorne schauen

Regardez devant vous

22. Tut es weh?

Ça fait mal?

23. Tue ich Ihnen weh?

Est-ce que je vous fais mal?

24. Zeigen Sie mir wo es weh tut

Montrez moi ou ça fait mal

25. Ist der Druck gut?

Est-ce-que la pression est bonne / est-ce que j'appuie bien?

26. JA ?

OUI ?

27. NEIN?

NON?

28. Stärker ?

Plus fort ?

29. Schwächer ?

Moins fort?

30. Besser?

C'est mieux?

31. Schlechter?

C'est moins bien?

Manuelle Therapie

Thérapie manuelle

<u>Befund</u>

<u>Diagnostic</u>

1. Ziehen Sie sich aus bitte

Vous Pouvez vous déshabiller

2. Können Sie Ihr Oberteil ausziehen?

Pouvez-vous enlever votre haut?

3. Können Sie Ihre Hose ausziehen?

Pouvez-vous enlever votre pantalon?

4. Können Sie ihren Rock ausziehen?

Pouvez-vous enlever votre jupe?

5. Wo haben Sie Schmerzen?

Où Avez-vous mal / des douleurs?

6. Ist es besser geworden seit der letzten Behandlung?

Est-ce que vous allez mieux depuis la dernière thérapie?

7. Ist es schlechter geworden?

Est-ce moins bien qu'avant?

8. Haben Sie jetzt mehr Schmerzen?

Avez-vous plus de douleurs maintenant?

9. Haben Sie jetzt weniger Schmerzen?

Avez-vous moins de douleurs maintenant?

10. Wo sind jetzt die Schmerzen?

Où sont les douleurs maintenant / où Avez-vous mal maintenant

11. Stehen Sie auf ein Bein

Tenez vous sur une jambe

12. Jetzt auf das andere Bein stehen

Maintenant, tenez vous sur l'autre jambe

13. Stehen Sie auf die Fersen
Tenez vous debout seulement sur les talons

14. Stehen Sie auf die Fußspitzen
Tenez vous debout sur la pointes des pieds

15. Setzen Sie sich hin
Asseyez vous

16. Machen Sie sich rund
Faites le dos rond

17. Kopf einrollen
Mettez la tête en avant / posez le menton sur votre sternum

18. Zieht es?
Ça tire?

19. Ist es schmerzhaft?
Ça fait mal / c'est douloureux?

20. So weniger ?
C'est moins douloureux comme ça?

21. So mehr?
C'est plus douloureux comme ça?

22. Besser ?
C'est mieux ?

23. Schlechter?
C'est pire?

24. Heben Sie den Kopf
Soulevez la tête

25. Kopf nach oben / nach oben schauen
Regardez en l'air

26. Kopf nach unten / nach unten schauen
Regardez vers le bas / baissez la tête

27. Kopf nach links drehen
Tournez la tête à gauche

28. Kopf nach rechts drehen
Tournez la tête à droite

29. Kopf nach links neigen
Penchez la tête à gauche

30. Kopf nach rechts neigen
Penchez la tête à droite

31. Locker lassen
Détendez / restez détendu(e)

32. Nicht helfen, ich mache die Bewegung, Sie lassen locker
N'essayez pas de m'aider, je fais le mouvement, vous restez détendu(e)

33. Arme hoch
Levez les bras

34. Rechter Arm hoch
Levez le bras droit

35. Rechter Arm runter
Baissez le bras droit

36. Linker Arm hoch
Levez le bras gauche

37. Linker Arm runter
Baissez le bras gauche

38. Bein beugen
Pliez la jambe

39. Bein strecken
Tendez la jambe

40. Knie beugen
Pliez le genou

41. Knie strecken
Tendez le genou

42. Bein heben
Levez la jambe

Behandlung
Thérapie

43. Legen Sie sich auf den Rücken
Couchez vous sur le dos

44. Legen Sie sich auf den Bauch
Couchez vous sur le ventre

45. Legen Sie sich auf die rechte Seite
Couchez vous sur le côté droit

46. Legen Sie sich auf die linke Seite
Couchez vous sur le côté gauche

47. Kopf hier, bitte
La tête ici, s'il vous plait

48. Setzen Sie sich hin
Asseyez vous

49. Machen Sie die Bewegung leicht mit.

Faites le mouvement avec moi.

50. Drücken Sie gegen meinen Widerstand

Poussez contre ma pression

51. Drücken Sie stärker

Poussez plus fort

52. Drücken Sie leichter

Poussez moins fort

53. Das ist eine Übung für Zuhause

Ceci est un exercice à faire à la maison

54. Beine aufstellen

Pliez les jambes et posez les pieds sous les genoux

55. Bauch anspannen

Contractez les muscles du ventre / faites marcher vos abdominaux

56. Po anspannen

Contractez les muscles fessiers

57. Beine anspannen

Contractez les muscles des jambes

58. Arme anspannen

Contractez les muscles des bras

59. Entspannen

Détendez vos muscles / vous

60. Es kann sein, dass es ein Bißchen weh tut

Il est possible que ça fasse un peu mal

61. Ich zeige es Ihnen, dann machen Sie es nach

Je vous montre, ensuite vous le faites

62. Machen Sie 3 Serien à 10 Wiederholungen

Faites trois séries à 10 répétitions

63. Machen Sie 3 Serien à 15 Wiederholungen

Faites trois séries à 15 répétitions

64. Machen Sie 3 Serien à 20 Wiederholungen

Faites trois séries à 20 répétitions

65. Machen Sie 3 Serien à 30 Wiederholungen
Faites trois séries à 30 répétitions

66. 1 mal die Woche
Une fois par semaine

67. 2 mal die Woche
Deux fois par semaine

68. 3 mal die Woche
Trois fois par semaine

69. 1 mal pro Tag
Une fois par jour

70. 2 mal pro Tag
Deux fois par jour

71. 3 mal pro Tag
Trois fois par jour

72. Machen Sie die Übung vor dem Spiegel
Faites l'exercice devant le miroir

73. Sitzen Sie vor dem Spiegel

Asseyez vous devant le miroir

74. Stehen sie vor dem Spiegel

Restez debout devant le miroir

75. Das darf nicht weh tun

Ça ne doit pas faire mal

76. Das darf nicht passieren

Ça ne doit pas arriver

PNF

Facilitation neuromusculaire par la proprioception

1. Legen Sie sich auf den Rücken
   Couchez vous sur le dos

2. Legen Sie sich auf den Bauch
   Couchez vous sur le ventre

3. Legen Sie sich auf die rechte Seite
   Couchez vous sur le côté droit

4. Legen Sie sich auf die linke Seite
   Couchez vous sur le côté gauche

5. Kopf hier, bitte
   La tête ici, s'il vous plait

6. Ich zeige Ihnen wie die Bewegung aussehen soll
   Je vous montre comment faire le mouvement.

7. Ich mache die Bewegung, Sie lassen den Arm locker

Je fais le mouvement, vous laissez le bras détendu

8. Ich mache die Bewegung, Sie lassen das Bein locker

Je fais le mouvement, vous laissez la jambe détendue

9. Jetzt drücken Sie gegen meinen Widerstand

Maintenant, appuyez/poussez contre ma pression

10. Finger, Hand aufmachen

Ouvrez les doigts et la main

11. Finger, Hand zumachen

Fermez les doigts et la main

12. Ellbogen strecken

Tendez le coude

13. Ellbogen beugen

Pliez le coude

14. Bein hoch

Levez la jambe

15. Bein runter

Baissez la jambe

16. Bein in die Richtung anspannen

Contractez la jambe dans cette direction

17. Knie beugen

Pliez le genou

18. Knie strecken

Tendez le genou

19. Hüfte beugen

Pliez la hanche

20. Hüfte strecken

Tendez la hanche

21. Entspannen / locker lassen

Détendez vous / détendez vos muscles

22. Mehr

Plus

23. Weniger

Moins

24. Stärker

Plus fort

25. Schwächer

Moins fort

26. Langsamer

Moins vite

27. Schneller

Plus vite

28. Nach oben drücken

Appuyez, poussez vers le haut

29. Nach unten drücken

Appuyez, poussez vers le bas

30. Jetzt in die andere Richtung

Maintenant dans l'autre direction

31. Richtung gegenüberliegende Schulter

En direction de l'épaule de l'autre côté

32. Richtung gegenüberliegende Hüfte

En direction de la hanche de l'autre côté

33. Richtung Ohr

Vers l'oreille

34. Richtung Nase

Vers le nez

35. Richtung Fenster
   Vers la fenêtre

36. Richtung Tür
   Vers la porte

37. Richtung Wand
   Vers le mur

38. Richtung Uhr
   Vers l'horloge

Mulligan

Mulligan

1. Zeigen Sie mir bei welcher Bewegung sie Schmerzen haben

Montrez moi quel mouvement vous provoque des douleurs

2. Lassen Sie locker

Détendez vous / restez détendu

3. Machen Sie jetzt die Bewegung noch einmal

Maintenant, recommencez le mouvement.

4. Ist es besser?

C'est mieux?

5. Haben Sie Schmerzen bei Treppenhochsteigen ?

Avez-vous des douleurs en montant les escaliers?

6. Haben Sie Schmerzen bei Treppenruntersteigen ?

Avez-vous des douleurs en descendant les escaliers?

7. Ist es besser so?

C'est mieux comme ça?

8. Sie dürfen keine Schmerzen haben, wenn es weh tut sagen Sie Stopp.

Vous ne devez pas avoir de douleurs, si ça fait mal, dites stop.

9. Wenn der Gurt weh tut lege ich ein Polster zwischen Ihnen und dem Gurt.

Si la ceinture vous fait mal, je peux mettre un petit coussin entre vous et la ceinture.

10. Daheim können Sie diese Übung mit einem Handtuch machen

Vous pouvez faire cet exercice à la maison avec une serviette.

11. Daheim können Sie diese Übung mit einem Theraband machen

Vous pouvez faire cet exercice à la maison avec une bande élastique.

12. Daheim können Sie diese Übung mit einem Stab machen

Vous pouvez faire cet exercice à la maison avec un baton.

13. Den Ball können Sie im Sportgeschäft kaufen.

Vous pouvez acheter la balle dans un magasin de sport.

14. Das Theraband können Sie im Sportgeschäft kaufen.

Vous pouvez acheter la bande élastique dans un magasin de sport.

15. Es soll rot sein

Elle doit être rouge

16. Es soll grün sein

Elle doit être verte.

Übungen

Exercices

1. Beugen
Pliez

2. Strecken
Tendez

3. Anspannen
Contractez vos muscles

4. Entspannen
Détendez vos muscles

5. Gesäß nach hinten
Le postérieur en arrière

6. Bauch anspannen / angespannt lassen
Contractez vos abdominaux / gardez les abdominaux contractés

7. Bleiben Sie so ein Paar Sekunden, dann entspannen
Restez comme ça quelques secondes, ensuite détendez vos muscles

8. Es darf keine Bewegung stattfinden
Il ne doit y avoir aucun mouvement.

9. Das ist für die Koordination
Ceci est pour la coordination

10. Machen Sie 3 Serien à 10 Wiederholungen
Faites trois séries à 10 répétitions

11. Machen Sie 3 Serien à 15 Wiederholungen
Faites trois séries à 15 répétitions

12. Machen Sie 3 Serien à 20 Wiederholungen
Faites trois séries à 20 répétitions

13. Machen Sie 3 Serien à 30 Wiederholungen
Faites trois séries à 30 répétitions

14. Machen Sie Pause zwischen den Serien

Faites une pause entre les séries

15. Ein Paar Sekunden

Quelques secondes

16. Ein Paar Minuten

Quelques minutes

17. Wieviel?

Combien

18. 1 mal die Woche

Une fois par semaine

19. 2 mal die Woche

Deux fois par semaine

20. 3 mal die Woche

Trois fois par semaine

21. 1 mal pro Tag

Une fois par jour

22. 2 mal pro Tag

Deux fois par jour

23. 3 mal pro Tag

Trois fois par jour

24. Machen Sie die Übung vor dem Spiegel

Faites l'exercice devant le miroir

25. Sitzen Sie vor dem Spiegel

Asseyez vous devant le miroir

26. Stehen sie vor dem Spiegel

Restez debout devant le miroir

27. Das ist für die Kräftigung

Ceci est pour la musculation

28. Zuhause jeden Tag machen

Faites le tous les jours à la maison

29. Machen Sie die Übungen vor dem Spiegel damit Sie sich korrigieren können

Faites les exercices devant le miroir pour pouvoir corriger les erreurs.

30. Das darf nicht passieren

Cela ne doit pas arriver

31. Das ist falsch

Comme ça, c'est faux

32. So ist es richtig

Comme ça, c'est bien

33. Langsam

Lentement

34. Langsamer

Plus lentement

35. Schnell

Vite

36. Schneller

Plus vite

37. Nicht ruckartig

Pas de mouvements brusques

38. Sie dürfen keine Schmerzen bei den Übungen haben.

Vous ne devez pas avoir de douleurs pendant des exercices.

39. Wenn Sie Schmerzen haben, während Sie die Übungen machen, lassen Sie die Übung sein und sagen es mir das nächste Mal.

Si vous avez des douleurs pendant les exercices, ne les faites plus et dites le moi la prochaine fois

40. Haben Sie die Übungen gemacht?

Avez-vous fait les exercices?

41. Haben Sie dabei Schmerzen gehabt?

Avez-vous eu des douleurs?

42. Zeigen Sie mir wo Sie Schmerzen hatten

Montrez moi où vous avez eu des douleurs

43. Zeigen Sie mir wie Sie die Übung machen.

Montrez moi comment vous faites l'exercice.

44. Stehen sie auf dem rechten Bein

Tenez vous debout sur la jambe droite

45. Stehen sie auf dem linken Bein

Tenez vous debout sur la jambe gauche

46. Stehen sie auf einem Bein

Tenez vous debout sur une jambe

47. Das ist für das Gleichgewicht

Ceci est pour l'équilibre

48. Versuchen Sie nicht zu wackeln

Essayez de ne pas tanguer

49. Diese Bewegung können Sie in den Alltag einbauen

Essayez d'intégrer ce mouvement dans votre quotidien

Gangschule

Reprise de la marche

1. Stehen Sie gerade
Tenez vous droit(e)

2. Machen Sie kleinere Schritte
Faites des pas plus petits

3. Machen Sie größere Schritte
Faites des pas plus grands

4. Machen Sie regelmäßige Schritte
Faites des pas réguliers

5. Den Fuß abrollen
Roulez bien le pied

6. Zuerst auf Ferse, dann rollt der Fuß, dann drücken Sie den Fuß vor mit dem Vorfuß

D´abord le talon, ensuite le pied roule et se propulse en avant avec la pointe du pied

7. Die Gehstütze gehen mit dem kranken Bein zusammen.

Les béquilles accompagnent toujours la jambe malade.

8. Arme locker am Körper pendeln lassen

Laissez les bras détendus le long du corps

Lymphdrainage

Drainage lymphatique

1. An diesem Arm darf man kein Blutdruck messen oder Spritzen

On ne doit pas vous faire de prise de sang ou prendre votre tension à ce bras.

2. Sie sollen sich möglichst nicht verletzten

Vous devez faire attention à ne pas vous blesser

3. Sie dürfen nicht heiß baden oder zu lange in der Sonne liegen

Vous ne devez pas prendre de bain brûlant ou prendre de bain de soleil

4. Wenn Sie einen schmerzhaften Ausschlag haben, gehen Sie sofort zum Arzt.

Si vous remarquez une éruption cutanée, rendez vous immédiatement chez le médecin.

5. Legen Sie oft, mehrmals pro Tag die Beine hoch

Surélevez les jambes souvent, plusieurs fois par jour.

6. Legen Sie oft, mehrmals pro Tag das Bein hoch

Surélevez la jambe souvent, plusieurs fois par jour.

7. Legen Sie oft, mehrmals pro Tag den Arm hoch

Surélevez le bras souvent, plusieurs fois par jour.

8. Haben Sie einen Kompressionsstrumpf ?

Avez-vous un bas de compression?

9. Haben Sie Kompressionsstrümpfe?

Avez-vous des bas de compression?

10. Den Strumpf müssen Sie jeden Tag tragen

Vous devez porter le bas tous les jours.

11. Die Strümpfe müssen Sie jeden Tag tragen

Vous devez porter les bas tous les jours.

12. Den Strumpf müssen Sie Tag und Nacht tragen

Vous devez porter le bas jour et nuit.

13. Die Strümpfe müssen Sie Tag und Nacht tragen

Vous devez porter les bas jour et nuit.

14. Sie sollen keine einengende Kleidung tragen.

Vous ne devez pas porter de vêtements trop serrés.

15. Legen Sie sich auf den Rücken

Couchez vous sur le dos

16. Drehen Sie sich auf den Bauch

Tournez vous sur le ventre

17. Können Sie sich auf den Bauch legen oder wollen Sie lieber sitzen?

Pouvez-vous vous coucher sur le ventre ou préfèrez vous vous assoir?

18. Sitzen?

Assis(e)?

19. Bein aufstellen

Pliez la jambe et posez le pied sous le genou

20. Beine aufstellen

Pliez les jambes et posez les pieds sous les genoux

21. Ein Bisschen zu mir rutschen

Rapprochez-vous un peu de moi

22. Rutschen Sie nach links

Mettez-vous un peu plus à gauche

23. Rutschen Sie nach rechts

Mettez-vous un peu plus à droite

24. Rutschen Sie kopfwärts

Mettez-vous un peu plus haut

25. Rutschen Sie fußwärts

Mettez-vous un peu plus bas

26. Tut es weh?

Ça fait mal?

27. Es darf nicht weh tun

Cela ne doit pas faire mal

Elektrotherapie

Electrothérapie

1. Ich werde 2 Elektroden anlegen
Je vais poser deux électrodes

2. Ich werde 4 Elektroden anlegen
Je vais poser quatre électrodes

3. Es fließt noch kein Strom
Il n´y a pas encore de courant électrique

4. Ich drehe den Strom langsam hoch
Je monte un peu la puissance électrique

5. Sie sagen es mir sobald Sie Strom spüren
Dites le moi, dès que vous sentez l'électricité

6. Spüren Sie den Strom?
Sentez-vous l'électricité?

7. **Es soll angenehm sein**

   Cela doit être agréable

8. **Ist es angenehm?**

   Est-ce agréable?

9. **Sie sollen den Strom nur ganz leicht spüren**

   Vous ne devez sentir qu'un léger courant électrique

10. **Jetzt drehe ich den Strom runter bis Sie ihn nicht mehr spüren**

    Je baisse maintenant la puissance électrique jusqu'à ce que vous ne sentiez plus le courant.

11. **Es dauert circa 10 Minuten**

    Cela va durer environ dix minutes

12. **Es dauert circa 15 Minuten**

    Cela va durer environ quinze minutes

13. **Es dauert circa 20 Minuten**

    Cela va durer environ vingt minutes

14. Wenn es fertig ist, komme ich und mache die Elektroden weg.

Lorsque c'est terminé, je reviens enlever les électrodes.

15. Wenn Sie ein Problem haben, rufen Sie mich.

S'il y a un problème, appelez-moi.

16. Ich bin nebenan

Je suis à côté

Beckenboden Gymnastik

Réeducation du périnée

Kurz

1. Der Beckenboden ist der Muskel der zwischen Schambein und Steißbein ist.

Le périnée est un muscle qui se situe entre le pubis et le coccys.

2. Seine Aufgabe ist hauptsächlich die Öffnungen, die sich da befinden zu schließen.

Sa fonction principale est de fermer les ouvertures qui s'y trouvent.

3. Er arbeitet mit den Bauchmuskeln und mit dem Zwerchfell zusammen.

Il travaille avec les muscles abdominaux et le diaphragme.

4. Deshalb muß man diese Muskeln auch mitarbeiten lassen um den Beckenboden zu kräftigen.

C'est pour cela que ces muscles doivent aussi travailler pour remuscler le périnée.

5. **Versuchen Sie den Beckenboden anzuspannen indem Sie so anspannen wie wenn Sie aufs Klo müssten, es aber nicht könnten.**

   Essayez de contracter le périnée en faisant comme si vous deviez aller aux toilettes mais que vous ne pouviez pas.

Lang

1. **Der Beckenboden ist der Muskel der sich zwischen rechter und linker Sitzbeinhöcker, Steißbein und Schambein befindet.**

   Le Périnée est le muscle situé entre les os coxaux latéraux (les os sur lesquels on s'assoit) le coccyx et le pubis.

2. **Der Beckenboden trägt wesentlich dazu bei, dass Sie Ihren Urin- und Stuhlabgang kontrollieren können. Durch regelmäßiges Training können Sie einer Inkontinenz vorbeugen oder bestehende Probleme günstig beeinflussen.**

   La fonction principale du périnée est le contrôle de la continence. Grâce à un entrainement régulier, vous pourrez éviter une incontinence ou améliorer la situation dans le cas d'une incontinence déjà présente.

3. **Weiterhin bietet der Beckenboden den inneren Bauchorganen Halt und stützt sie von unten. Daher können Sie mit einem Becken-bodentraining Senkungsbeschwerden entgegenwirken.**

Le périnée protège et soutient les organes situés dans le bassin. c'est pour cette raison qu'un entrainement du périnée permet d´éviter une descente d´organes.

4. **Um diese Aufgaben erfüllen zu können, arbeitet der Beckenboden zusammen mit der Bauchmuskulatur und dem Zwerchfell, dem wichtigsten Atemmuskel.**

Afin de fonctionner correctement, le périnée travaille avec les muscles abdominaux et le diaphragme, le muscle respiratoire le plus important.

5. **Deshalb muß man diese Muskeln auch mitarbeiten lassen um den Beckenboden zu kräftigen.**

C'est pour cette raison qu'il faut faire travailler ces muscles afin de remuscler le périnée.

6. **Versuchen Sie, die Beckenbodenmuskulatur anzuspannen indem Sie sich vorstellen daß Sie Ihren After und Ihre Scheide verschließen.**

Essayez de contracter votre périnée en vous imaginant que vous fermer votre anus et votre vagin.

7. Versuchen Sie den Beckenboden anzuspannen indem Sie so anspannen wie wenn Sie aufs Klo müssten, es aber nicht könnten.

Essayez de contracter votre périnéé en le contractant comme si vous aviez besoin d'aller aux toilettes mais que vous ne pouviez pas.

8. Tief einatmen, beim langsamen Ausatmen Bauch anspannen.

Inspirez profondément, contractez votre ventre et expirez en même temps.

9. Ich zeige es Ihnen, dann machen Sie es nach.

Je vous montre et ensuite vous le faites.

Atemtherapie

Thérapie respiratoire

1. Atmen Sie durch die Nase ein

Inspirez par le nez

2. Atmen Sie durch den Mund aus

Expirez par la bouche

3. Ich mache es vor, Sie machen es nach.

Je vous montre, ensuite vous le faites.

4. Langsam

Lentement

5. Langsamer

Plus lentement

6. Schnell

Vite

7. Schneller

Plus vite

8. Tief

Profondément

9. Tiefer

Plus profondément

10. Oberflächig

Superficiellement

11. Oberflächiger

Moins profondément

12. Atmen Sie mehr in den Bauch

Respirez plus dans le ventre

13. Der Bauch soll dicker werden wenn Sie einatmen

Le ventre doit devenir plus gros lorsque vous inspirez

14. Legen Sie die Hände auf den Bauch

Posez vos mains sur le ventre

15. Legen Sie die Hände auf den Brustkorb

Posez vos mains sur la cage thoracique

16. Ihre Hände sollen vom Bauch bewegt werden wenn Sie einatmen

Votre ventre doit faire bouger vos mains lorsque vous inspirez

Nützliches

Pratique

1. Guten Tag
Bonjour

2. Tschüss
Au revoir

3. Bitte
S'il vous plaît

4. Danke
Merci

5. Locker lassen
Restez relaxé

6. Tut es weh?
C'est douloureux?

7. Ist es besser so?

C'est mieux comme cela?

8. Stärker?

Plus fort?

9. Ja

Oui

10. Nein

Non

11. Es tut mir Leid, ich verstehe Sie nicht

Je suis désolé, je ne comprends pas

Deutsch => Italienisch

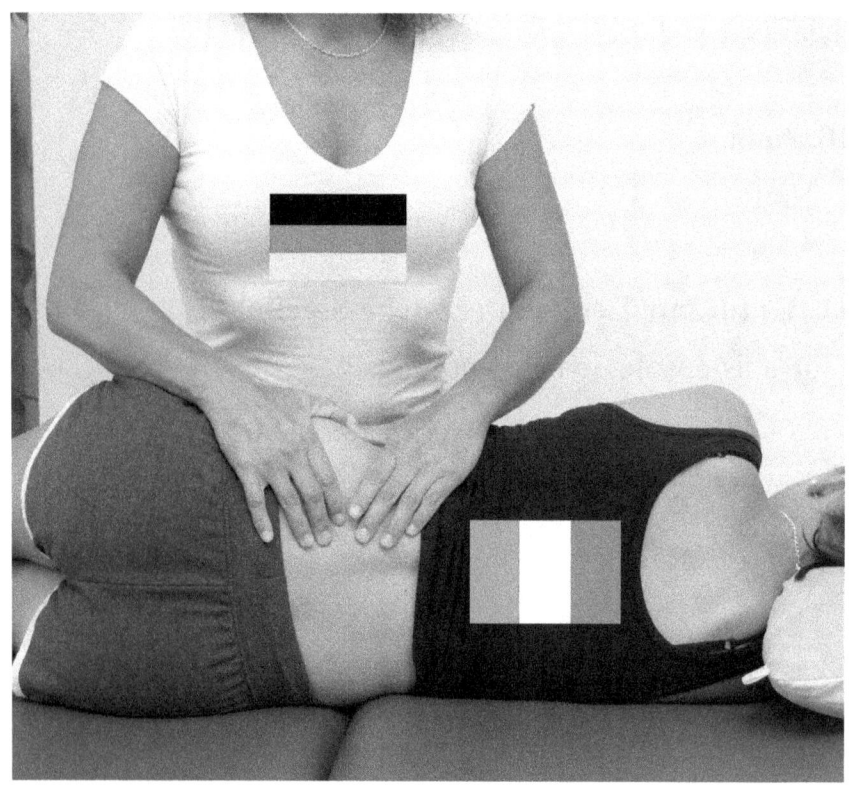

Empfang

Accoglienza

1. Guten Tag
Buon giorno

2. Ich heiße...
Mi chiamo

3. Haben Sie ein Rezept vom Arzt?
Ha una ricetta del dottore?

4. JA
Si

5. NEIN
No

6. Haben Sie Ihre Versicherungskarte?
Ha il libretto assicurativo?

7. Können Sie das nächste mal die Karte bringen?

Lo può portare la prossima volta?

8. Können Sie mir bitte Ihre Telefonnummer aufschreiben?

Mi scrive il suo numero di telefono per favore?

9. Da ist ein Fehler beim Rezept, Sie müssen wieder zum Arzt damit er Ihnen ein neues Rezept gibt.

Qui c´é un sbaglio sulla ricetta per piacere vada di nuovo dal dottore, a chiedergli una ricetta nuova.

10. Haben Sie einen Bericht / Röntgen, CT-Bilder vom Arzt?

Ha un rapporto / Radiografia, TAC del dottore?

11. Können Sie das nächste Mal die Bilder, den Bericht mitnehmen?

La prossima volta mi porti il rapporto, le radiografie?

12. Da sind Ihre Termine

Questi sono i suoi appuntamenti

13. Wenn die Termine für Sie nicht gehen, sagen Sie es mir.

Se li appuntamenti non vanno bene per lei, melo dica.

14. Da geht es nicht?

Qui non vá?

15. An dem Tag nicht?

Questo giorno non vá?

16. Lieber Vormittags

Meglio di mattina?

17. Lieber Nachmittags

Meglio di pomeriggio?

18. Montag

Lunedì

19. Dienstag

Martedì

20. Mittwoch
Mercoledì

21. Donnerstag
Giovedì

22. Freitag
Venerdì

23. Samstag
Sabato

24. Sonntag
Domenica

25. Es tut mir Leid, Sie sind zu früh
Mi dispiace, ma lei è in anticipo

26. Es tut mir Leid, Sie sind zu spät
Mi dispiace, ma lei è in ritardo

27. Diese Woche geht es nicht

Questa settimana non vá

28. Heute geht es nicht

Oggi non vá

29. Erst nächste Woche

La prossima settimana

30. Erst nächsten Monat

Il prossimo mese

31. Die Therapeutin / der Therapeut ist in Urlaub

Il terapista é in vacanze

32. Die Therapeutin / der Therapeut ist krank

Il terapista é malato

33. Wollen Sie zum anderen Therapeut ?

Vuole andare da un altro terapista?

34. JA

Si

35. NEIN

No

36. Wollen Sie bei demselben Therapeut / derselben Therapeutin bleiben?

Desidera lo stesso terapista?

37. Wollen sie warten bis der Therapeut / die Therapeutin wieder da ist?

Vuole aspettare finché arriva il terapista?

38. Hier ist Ihre Rechnung.

Qui é il suo conto

39. Wollen Sie jetzt Zahlen?

Vuole pagare adesso?

40. Wollen Sie bar zahlen?

Vuole pagare in contanti?

Anamnese

Anamnesi

1. Ziehen Sie sich aus bitte
Si spogli per favore

2. Können Sie Ihr Oberteil ausziehen?
Può togliersi il disopra?

3. Können Sie Ihre Hose ausziehen?
Può togliersi il pantalone?

4. Können Sie ihren Rock ausziehen?
Può togliersi la gonna?

5. Haben Sie Schmerzen?
Ha dei dolori?

6. Ja
Si

7. Nein
No

8. Zeigen Sie mir wo Sie Schmerzen haben
Mi faccia vedere dove ha dolori

9. Wo haben Sie Schmerzen?
Dove ha dolori?

10. Strahlen Sie in den Arm aus?
Vanno per il braccio?

11. Strahlen Sie in das Bein aus?
Vanno nella gamba?

12. Bis wohin strahlen die Schmerzen?
Fino dove arrivanno i dolori?

13. Zeigen Sie es mir
Mi faccia vedere

14. Haben Sie Taubheitsgefühle?

Sente la mancanza di sensibilità?

15. Wo?

Dove?

16. Haben Sie Lähmungserscheinungen?

Ha dei sindromi di paralizzo?

17. Haben Sie Ameisenlaufen?

Ha dei formicolii?

18. Wo?

Dove?

19. Seit wann?

Da quando?

20. Seit Tagen

Da giorni

21. Seit Wochen

Da settimane

22. Seit Monaten

Da mesi

23. Seit Jahren

Da anni

24. Wie ist der Schmerz?

Com´é il dolore?

25. Stechend

Punge

26. Dumpf

Cupo

27. Ziehend

Tira

28. Ist der Schmerz langsam entstanden?

Il dolore si è sviluppato piano

29. Ist der Schmerz schnell entstanden?

Il dolore si è sviluppato subito?

30. Hält der Schmerz lange?

Il dolore tiene a lungo?

31. Mehrere Sekunden

Dei secondi

32. Mehrere Minuten

Dei minuti

33. Mehrere Stunden

Delle ore

34. Mehrere Tage

Dei giorni

35. Hatten Sie einen Unfall?

Ha avuto un incidente?

36. Sind Sie schon behandelt worden?

È stato visitato già?

37. Ja

Si

38. Nein
No

39. Haben sie Bluthochdruck?
Lei soffre di ipertensione

40. Haben Sie Diabetis?
Ha il diabete?

41. Ist Ihnen schwindelig?
Soffre di vertigini?

42. Sind Sie schwanger?
Lei è incinta?

43. Im wievielten Monat?
Di quanti mesi?

44. Nehmen Sie Schmerzmittel?
Prende dei antidolorifici?

45. Nehmen Sie Blutverdünnungsmedikamente / Medikamente ?
Lei si prende dei medicamenti per diluire il sangue?

46. Haben Sie Probleme mit der Schilddrüse?

Ha dei problemi con la tiroide?

47. Haben Sie Herzprobleme?

Ha dei problemi con il cuore?

48. Haben Sie Kopfschmerzen?

Ha dei dolori di testa?

49. Sind Sie operiert worden?

È stato operato?

50. Wann sind Sie operiert worden?

Quando é stata l´operazione?

51. Vor Tagen

Da giorni

52. Vor Monaten

Da mesi

53. Vor Jahren

Da anni

54. Sie müssen zum Arzt gehen

Lei ha bisogno di andare dal dottore

55. Haben Sie Schmerzen bei Belastung?

Ha dei dolori nel momento di sforzo?

56. Haben Sie Ruheschmerzen?

Ha dei dolori nel momento di riposo?

57. Wann sind die Schmerzen am schlimmsten?

In quale situazioni sono piú forte i dolori?

58. Morgens

La mattina

59. Abends

La sera

60. Nachts

La notte

61. Immer gleich

Sempre uguale

62. Beim Gehen aufwärts

Quando sale

63. Beim Gehen abwärts

Quando scende

64. Beim Treppenhochsteigen

Quando sale le scale

65. Beim Treppenruntersteigen

Quando scende le scale

66. Beim langen Sitzen?

Mentre è seduta alungo?

67. Nach langem Sitzen?

Dopo che è stato seduto molto tempo?

68. Bei kleinen Bewegungen?

Mentre dei muovimenti piccoli?

69. Waren Sie im Krankenhaus /Kur?

E stato all´ ospedale, in casa di cura?

70. Wie lange?
Per quando tempo?

71. Mehrere Tage
Alcuni giorni

72. Mehrere Wochen
Alcune settimane

73. Mehrere Monate
Alcuni mesi

74. Wann sind Sie vom Krankenhaus entlassen worden?
Quando è stato dimesso dall´ospedale?

75. Gestern
Ieri

76. Vorgestern
Avanti ieri

77. Vor ein Paar Tagen
Un paio di giorni fa

78. Wieviele ?

Quanti?

79. Vor ein Paar Wochen

Alcune settimane fa

80. Vor ein Paar Monaten

Alcuni mesi fa

Massage

Massaggio

1. Ziehen Sie sich aus bitte
Si spogli per favore

2. Können Sie Ihr Oberteil ausziehen?
Puo togliersi il disopra?

3. Können Sie Ihre Hose ausziehen?
Puo togliersi il pantalone?

4. Können Sie ihren Rock ausziehen?
Puo togliersi la gonna?

5. Legen Sie sich auf den Rücken
Si puo sdraiarsi sulla schiena

6. Legen Sie sich auf den Bauch
Si puo sdraiarsi sulla pancia

7. Legen Sie sich auf die rechte Seite
Si puo sdraiarsi sul´lato destro

8. Legen Sie sich auf die linke Seite
Si puo sdraiarsi sul´lato sinistro

9. Kopf hier, bitte
La testa qui per favore

10. Wollen Sie eine Decke?
Vuole una coperta?

11. Ist Ihnen kalt ?
Ha freddo?

12. Ist Ihnen zu warm?
Ha caldo?

13. Legen Sie den rechten Arm runter
Appoggi il braccio destro, sotto

14. Legen Sie den rechten Arm hoch
Appoggi il braccio destro, sopra

15. Legen Sie den rechten Arm am Körper entlang
Appoggi il braccio destro verso il corpo

16. Legen Sie den linken Arm runter
Appoggi il braccio sinistro, sotto

17. Legen Sie den linken Arm hoch
Appoggi il braccio sinistro, sopra

18. Legen Sie den linken Arm am Körper entlang
Appoggi il braccio sinistro verso il corpo

19. Setzen Sie sich hin, bitte
Si sieda per favore

20. Schulter locker lassen
Lasci sciolte la spalla

21. Nach vorne schauen

Guardi avanti

22. Tut es weh?

Le fà male?

23. Tue ich Ihnen weh?

Le faccio male?

24. Zeigen Sie mir wo es weh tut

Mi faccia vedere dove le fà male

25. Ist der Druck gut?

Va bene la pressione cosi?

26. JA ?

SI?

27. NEIN?

NO?

28. Stärker ?

   Piu forte?

29. Schwächer ?

   Piu piano?

30. Besser?

   Meglio?

31. Schlechter?

   Peggio?

Manuelle Therapie

Terapia manuale

1. Ziehen Sie sich aus bitte
Si spogli per favore

2. Können Sie Ihr Oberteil ausziehen?
Puo togliersi il disopra?

3. Können Sie Ihre Hose ausziehen?
Puo togliersi il pantalone?

4. Können Sie ihren Rock ausziehen?
Puo togliersi la gonna?

5. Wo haben Sie Schmerzen?
Dove ha dei dolori?

6. Ist es besser geworden seit der letzten Behandlung?
Va meglio dal´ultima terapia?

7. Ist es schlechter geworden?

È peggiorato?

8. Haben Sie jetzt mehr Schmerzen?

Ha più dolori di prima?

9. Haben Sie jetzt weniger Schmerzen?

Ha meno dolori di prima?

10. Wo sind jetzt die Schmerzen?

Dove ha adesso il dolore?

11. Stehen Sie auf ein Bein

Resti su una gamba

12. Jetzt auf das andere Bein stehen

Adesso su l'altra gamba

13. Stehen Sie auf die Fersen

Si metta sui calcagni

14. Stehen Sie auf die Fußspitzen

Resti sulle punte dei piedi

15. Setzen Sie sich hin
Si sieda

16. Machen Sie sich rund
Si metta awolto su se stesso

17. Kopf einrollen
Avvolga la testa

18. Zieht es?
Le tira?

19. Ist es schmerzhaft?
Fà male?

20. So weniger ?
Così di meno?

21. So mehr?
Così di più?

22. Besser ?
Meglio?

23. Schlechter?

Peggio?

24. Heben Sie den Kopf

Alzi la testa

25. Kopf nach oben / nach oben schauen

Alzi la testa in sù / guardi in sù

26. Kopf nach unten / nach unten schauen

In giù la testa / Guardi in giù

27. Kopf nach links drehen

Giri la testa a sinistra

28. Kopf nach rechts drehen

Giri la testa a destra

29. Kopf nach links neigen

Pieghi la testa a sinistra

30. Kopf nach rechts neigen

Pieghi la testa a destra

31. Locker lassen

Rilassare

32. Nicht helfen, ich mache die Bewegung, Sie lassen locker

Non aiuti, io faccio i movimenti, si rilassi

33. Arme hoch

In alto le braccia

34. Rechter Arm hoch

In alto il braccio destro

35. Rechter Arm runter

Abbassi il braccio destro

36. Linker Arm hoch

In alto il braccio sinistro

37. Linker Arm runter

Abbassi il braccio sinistro

38. Bein beugen

Piegare la gamba

39. Bein strecken
Stendere la gamba

40. Knie beugen
Piegare il ginocchio

41. Knie strecken
Stendere il ginocchio

42. Bein heben
Alzare la gamba

43. Legen Sie sich auf den Rücken
Si può sdraiarsi sulla schiena

44. Legen Sie sich auf den Bauch
Si può sdraiarsi sulla pancia

45. Legen Sie sich auf die rechte Seite
Si può sdraiarsi sul´lato destro

46. Legen Sie sich auf die linke Seite
Si può sdraiarsi sul´lato sinistro

47. Kopf hier, bitte

La testa qui per favore

48. Setzen Sie sich hin

Si sieda

49. Machen Sie die Bewegung leicht mit.

Faccia anche lei i movimenti insieme

50. Drücken Sie gegen meinen Widerstand

Spinga verso la mia resistenza

51. Drücken Sie stärker

Spinga più forte

52. Drücken Sie leichter

Spinga più piano

53. Das ist eine Übung für Zuhause

Questo è un esercizio per farlo a casa

54. Beine aufstellen

Le gambe erette

55. Bauch anspannen
Tendere la pancia

56. Po anspannen
Tendere il sedere

57. Beine anspannen
Tendere le gambe

58. Arme anspannen
Tendere le braccia

59. Entspannen
Rilasciare

60. Es kann sein, dass es ein Bißchen weh tut
Puo essere che fà male un pó

61. Ich zeige es Ihnen, dann machen Sie es nach
Io le faccio vedere, lei lo rifá

62. Machen Sie 3 Serien à 10 Wiederholungen
Lo fá 3 volte 10

63. Machen Sie 3 Serien à 15 Wiederholungen
Lo fá 3 volte 15

64. Machen Sie 3 Serien à 20 Wiederholungen
Lo fá 3 volte 20

65. Machen Sie 3 Serien à 30 Wiederholungen
Lo fá 3 volte 30

66. 1 mal die Woche
Una volta la settimana

67. 2 mal die Woche
Due volte la settimana

68. 3 mal die Woche
Tre volte la settimana

69. 1 mal pro Tag
Una volta al giorno

70. 2 mal pro Tag
Due volte al giorno

71. 3 mal pro Tag

Tre volte al giorno

72. Machen Sie die Übung vor dem Spiegel

Faccia questi esercizi d´avanti lo specchio

73. Sitzen Sie vor dem Spiegel

Si sieda d´avanti lo specchio

74. Stehen sie vor dem Spiegel

Si metti in piedi d´avanti lo specchio

75. Das darf nicht weh tun

Questo non deve far del male

76. Das darf nicht passieren

Questo non deve succedere

PNF

Rieducazione propriocettiva

1. **Legen Sie sich auf den Rücken**
   Si può sdraiarsi sulla schiena

2. **Legen Sie sich auf den Bauch**
   Si può sdraiarsi sulla pancia

3. **Legen Sie sich auf die rechte Seite**
   Si può sdraiarsi sul lato destro

4. **Legen Sie sich auf die linke Seite**
   Si può sdraiarsi sul lato sinistro

5. **Kopf hier, bitte**
   La testa qui per favore

6. **Ich zeige Ihnen wie die Bewegung aussehen soll**
   Le faccio vedere il movimento come deve fare

7. Ich mache die Bewegung, Sie lassen den Arm locker
Io faccio il movimento e lei lascia il braccio rilasciato

8. Ich mache die Bewegung, Sie lassen das Bein locker
Io faccio il movimento e lei lascia la gamba rilasciata

9. Jetzt drücken Sie gegen meinen Widerstand
Spinga verso la mia resistenza

10. Finger, Hand aufmachen
Apri le dita, la mano

11. Finger, Hand zumachen
Chiuda le dita, la mano

12. Ellbogen strecken
Stendere il gomito

13. Ellbogen beugen
Piegare il gomito

14. Bein hoch

La gamba sù

15. Bein runter

La gamba giù

16. Bein in die Richtung anspannen

Tendere la gamba in questa direzione

17. Knie beugen

Piegare il ginocchio

18. Knie strecken

Stendere il ginocchio

19. Hüfte beugen

Piegare i fianchi

20. Hüfte strecken

Stendere i fianchi

21. Entspannen / locker lassen
Rilassare

22. Mehr
Di piú

23. Weniger
Di meno

24. Stärker
Piú forte

25. Schwächer
Piú debole

26. Langsamer
Piú piano

27. Schneller
Piú svelto

28. Nach oben drücken
Spingere in sù

29. Nach unten drücken
Spingere giù

30. Jetzt in die andere Richtung
Adesso nell'altra direzione

31. Richtung gegenüberliegende Schulter
Direzione di fronte la spalla

32. Richtung gegenüberliegende Hüfte
Direzione di fronte ai fianchi

33. Richtung Ohr
Direzione verso l'orechio

34. Richtung Nase
Direzione verso il naso

35. Richtung Fenster
Direzione verso la finestra

36. Richtung Tür
Direzione verso la porta

37. Richtung Wand
Direzione verso il muro

38. Richtung Uhr
Direzione verso l´orologio

Mulligan

Mulligan

1. Zeigen Sie mir bei welcher Bewegung sie Schmerzen haben

Mi faccia vedere quale movimento fa male

2. Lassen Sie locker

Si rilassi

3. Machen Sie jetzt die Bewegung noch einmal

Ripeta il movimento

4. Ist es besser?

Meglio così?

5. Haben Sie Schmerzen bei Treppenhochsteigen ?

Ha dei dolori quando sale le scale?

6. Haben Sie Schmerzen bei Treppenruntersteigen ?

Ha dei dolori quando scende le scale?

7. Ist es besser so?

Meglio così?

8. Sie dürfen keine Schmerzen haben, wenn es weh tut sagen Sie Stopp.

Non deve avere dolore, se fà male mi dica "stop".

9. Wenn der Gurt weh tut lege ich ein Polster zwischen Ihnen und dem Gurt.

Se le fà male la cinta, metto un cuscino in mezzo.

10. Daheim können Sie diese Übung mit einem Handtuch machen

A casa puo fare questo esercizio con un asciuga mano

11. Daheim können Sie diese Übung mit einem Theraband machen

A casa può fare questo esercizio con una gomma terapotica

12. Daheim können Sie diese Übung mit einem Stab machen

A casa può fare questo esercizio con un bastone

13. Den Ball können Sie im Sportgeschäft kaufen.

Questa palla la può comprare in un negozio sportivo

14. Das Theraband können Sie im Sportgeschäft kaufen.

Questa gomma terapotica la puó comprare in un negozio sportivo

15. Es soll rot sein

Deve essere rosso

16. Es soll grün sein

Deve essere verde

Übungen

Esercizi

1. **Beugen**
   Piegare

2. **Strecken**
   Stendere

3. **Anspannen**
   Tendere

4. **Entspannen**
   Rilasciare

5. **Gesäß nach hinten**
   Il sedere in dietro

6. **Bauch anspannen / angespannt lassen**
   Tendere la pancia / lasciare teso

7. Bleiben Sie so ein Paar Sekunden, dann entspannen
Rimanga così un paio di secondi, poi si rilasci

8. Es darf keine Bewegung stattfinden
Non ci deve essere un movimento

9. Das ist für die Koordination
Questo e per la coordinazione

10. Machen Sie 3 Serien à 10 Wiederholungen
Lo fá 3 volte 10

11. Machen Sie 3 Serien à 15 Wiederholungen
Lo fá 3 volte 15

12. Machen Sie 3 Serien à 20 Wiederholungen
Lo fá 3 volte 20

13. Machen Sie 3 Serien à 30 Wiederholungen
Lo fá 3 volte 30

14. Machen Sie Pause zwischen den Serien
Faccia delle pause durante le sedute

15. Ein Paar Sekunden

Un paio di secondi

16. Ein Paar Minuten

Un paio di minuti

17. Wieviel?

Quanto?

18. 1 mal die Woche

Una volta la settimana

19. 2 mal die Woche

Due volte la settimana

20. 3 mal die Woche

Tre volte la settimana

21. 1 mal pro Tag

Una volta al giorno

22. 2 mal pro Tag

Due volte al giorno

23. 3 mal pro Tag

Tre volte al giorno

24. Machen Sie die Übung vor dem Spiegel

Faccia questo esercizio davanti lo specchio

25. Sitzen Sie vor dem Spiegel

Si sieda davanti lo specchio

26. Stehen sie vor dem Spiegel

In piedi davanti lo specchio

27. Das ist für die Kräftigung

Questo é per rinforzare

28. Zuhause jeden Tag machen

Farlo ogni giorno a casa

29. Machen Sie die Übungen vor dem Spiegel damit Sie sich korrigieren können

Faccia questi esercizi davanti lo specchio, per correggere se stesso

30. Das darf nicht passieren

Questo non deve succedere

31. Das ist falsch

Questo é sbagliato

32. So ist es richtig

Cosi é giusto

33. Langsam

Piano

34. Langsamer

Più piano

35. Schnell

Veloce

36. Schneller

Più veloce

37. Nicht ruckartig

Non a strappi

38. Sie dürfen keine Schmerzen bei den Übungen haben.

Non deve avere dei dolori mentre fa l´esercizio

39. Wenn Sie Schmerzen haben, während Sie die Übungen machen, lassen Sie die Übung sein und sagen es mir das nächste Mal.

Se ha dei dolori mentre fa l´esercizio, lasci stare e melo dica la prossima volta

40. Haben Sie die Übungen gemacht?

Ha fatto gli esercizi?

41. Haben Sie dabei Schmerzen gehabt?

Ha avuto dei dolori mentre ha fatto l´esercizio?

42. Zeigen Sie mir wo Sie Schmerzen hatten

Mi faccia vedere dov´ era il dolore?

43. Zeigen Sie mir wie Sie die Übung machen.

Mi faccia vedere come ha fatto l´esercizio.

44. Stehen sie auf dem rechten Bein

Stia in piedi sulla gamba destra

45. Stehen sie auf dem linken Bein

Stia in piedi sulla gamba sinistra

46. Stehen sie auf einem Bein

Stia in piedi su una gamba

47. Das ist für das Gleichgewicht

Questo é per l'equilibrio

48. Versuchen Sie nicht zu wackeln

Provi a non traballare

49. Diese Bewegung können Sie in den Alltag einbauen

Questo movimento puó farlo ogni giorno

Gangschule

Rieducazione mobile

1. Stehen Sie gerade
Si metta diritto in piedi

2. Machen Sie kleinere Schritte
Faccia dei passi più piccoli

3. Machen Sie größere Schritte
Faccia dei passi più grande

4. Machen Sie regelmäßige Schritte
Faccia dei passi regolari

5. Den Fuß abrollen
Faccia scorrere il piede

6. Zuerst auf Ferse, dann rollt der Fuß, dann drücken Sie den Fuß vor mit dem Vorfuß
Prima sul calcagno, poi scorra il piede, spinga il piede avanti con il davanti del piede

7. Die Gehstütze gehen mit dem kranken Bein zusammen.

Questo aiuto deve andare con la gamba malata

8. Arme locker am Körper pendeln lassen

Lasci andare le braccia penzolanti per il corpo

Lymphdrainage

Linfodrenaggio

1. **An diesem Arm darf man kein Blutdruck messen oder Spritzen**

   Su questo braccio non si deve misurare la pressione né fare puntura

2. **Sie sollen sich möglichst nicht verletzten**

   Cerci di non ferirsi

3. **Sie dürfen nicht heiß baden oder zu lange in der Sonne liegen**

   Non deve fare bagno caldo né stare molto al sole

4. **Wenn Sie einen schmerzhaften Ausschlag haben, gehen Sie sofort zum Arzt.**

   Se ha un sfogo doloroso, subito del medico

5. **Legen Sie oft, mehrmals pro Tag die Beine hoch**

   Metta piú tempo possibile al giorno le gambe alzate

6. **Legen Sie oft, mehrmals pro Tag das Bein hoch**
   Metta piú tempo possibile al giorno la gamba alzata

7. **Legen Sie oft, mehrmals pro Tag den Arm hoch**
   Metta piú tempo possibile al giorno il braccio alzato

8. **Haben Sie einen Kompressionsstrumpf ?**
   Ha una calza antitrombose?

9. **Haben Sie Kompressionsstrümpfe?**
   Ha delle calze antitrombose?

10. **Den Strumpf müssen Sie jeden Tag tragen**
    La calza la deve portare ogni giorno

11. **Die Strümpfe müssen Sie jeden Tag tragen**
    Le calze le deve portare ogni giorno

12. **Den Strumpf müssen Sie Tag und Nacht tragen**
    La calza la deve portare giorno e notte

13. **Die Strümpfe müssen Sie Tag und Nacht tragen**
    Le calze le deve portare giorno e notte

14. Sie sollen keine einengende Kleidung tragen.

Non deve portare dei vestiti stretti

15. Legen Sie sich auf den Rücken

Si può sdraiarsi sulla schiena

16. Drehen Sie sich auf den Bauch

Si gira sulla pancia

17. Können Sie sich auf den Bauch legen oder wollen Sie lieber sitzen?

Si puó sdraiare sulla pancia o meglio sedersi?

18. Sitzen?

Sedersi?

19. Bein aufstellen

Alzi la gamba

20. Beine aufstellen

Alzi le gambe

21. Ein Bisschen zu mir rutschen

Scivoli un pó verso di me

22. Rutschen Sie nach links

Scivoli verso sinistra

23. Rutschen Sie nach rechts

Scivoli verso destra

24. Rutschen Sie kopfwärts

Scivoli verso la testa

25. Rutschen Sie fußwärts

Scivoli verso i piedi

26. Tut es weh?

Fà male?

27. Es darf nicht weh tun

Non deve far male

Elektrotherapie

Elettroterapia

1. Ich werde 2 Elektroden anlegen
Le metto 2 elettrodi

2. Ich werde 4 Elektroden anlegen
Le metto 4 elettrodi

3. Es fließt noch kein Strom
Non scorre ancora corrente

4. Ich drehe den Strom langsam hoch
Giro piano ad alzere la corrente

5. Sie sagen es mir sobald Sie Strom spüren
Mi dica quando comincia a sentire la corrente

6. Spüren Sie den Strom?
Sente la corrente?

7. Es soll angenehm sein

Deve essere gradevole

8. Ist es angenehm?

É gradevole?

9. Sie sollen den Strom nur ganz leicht spüren

Deve sentire la corrente leggermente

10. Jetzt drehe ich den Strom runter bis Sie ihn nicht mehr spüren

Ora le giro la corrente giú finché non la sente piú

11. Es dauert circa 10 Minuten

Dura ca. 10 minuti

12. Es dauert circa 15 Minuten

Dura ca 15 minuti

13. Es dauert circa 20 Minuten

Dura ca. 20 minuti

14. Wenn es fertig ist, komme ich und mache die Elektroden weg.

Quando é finito vengo é gli levo gli elettrodi

15. Wenn Sie ein Problem haben, rufen Sie mich.

Se ha dei problemi, mi chiami

16. Ich bin nebenan

Sono quí vicino

Beckenboden Gymnastik

Esercizi per la Diaframma pelvico

Kurz

1. Der Beckenboden ist der Muskel der zwischen Schambein und Steißbein ist.

Il diaframma pelvico é il muscolo frá l'osso pubico e il coccige.

2. Seine Aufgabe ist hauptsächlich die Öffnungen, die sich da befinden zu schließen.

La sua funzione é quella di chiudere le aperture che ci si trovano

3. Er arbeitet mit den Bauchmuskeln und mit dem Zwerchfell zusammen.

Lavora con i muscoli addominali e con il diaframma insieme.

4. Deshalb muß man diese Muskeln auch mitarbeiten lassen um den Beckenboden zu kräftigen.

Per questo bisogna far lavorare questi muscoli per rafforzare il diaframma pelvico.

5. Versuchen Sie den Beckenboden anzuspannen indem Sie so anspannen wie wenn Sie aufs Klo müssten, es aber nicht könnten.

provi a tendere il diaframma pelvico come se dovesse andare in bagno ma non puó.

<u>Lang</u>

1. Der Beckenboden ist der Muskel der sich zwischen rechter und linker Sitzbeinhöcker, Steißbein und Schambein befindet.

Il diaframma pelvico é il muscolo che si trove trá l'osso ischio destro e sinistro, il coccige e l'osso pubico.

2. Der Beckenboden trägt wesentlich dazu bei, dass Sie Ihren Urin- und Stuhlabgang kontrollieren können. Durch regelmäßiges Training können Sie einer Inkontinenz vorbeugen oder bestehende Probleme günstig beeinflussen.

Il diaframma pelvico ha il compito di controllare la vostra fuori uscita di urina e feci. Per questo bisogna allenarlo regolarmente.

3. **Weiterhin bietet der Beckenboden den inneren Bauchorganen Halt und stützt sie von unten. Daher können Sie mit einem Becken-bodentraining Senkungsbeschwerden entgegenwirken.**

   Il diaframma pelvico dá supporto agli organi addominali da sotto, per questo con allenamento anticipa un abbassamento degli organi.

4. **Um diese Aufgaben erfüllen zu können, arbeitet der Beckenboden zusammen mit der Bauchmuskulatur und dem Zwerchfell, dem wichtigsten Atemmuskel.**

   Per far sì che questi esercizi riecano il diaframma pelvico lavora con i muscoli addominali e il diaframma, il principale muscolo respiratorio.

5. **Deshalb muß man diese Muskeln auch mitarbeiten lassen um den Beckenboden zu kräftigen.**

   Per questo bisogna far lavorare i muscoli per far sí che il diaframma pelvico si rafforzi

6. **Versuchen Sie, die Beckenbodenmuskulatur anzuspannen indem Sie sich vorstellen daß Sie Ihren After und Ihre Scheide verschließen.**

   Provi a tendere il diaframma pelvico come se volesse chiudere l'ano e la sua vagina.

7. Versuchen Sie den Beckenboden anzuspannen indem Sie so anspannen wie wenn Sie aufs Klo müssten, es aber nicht könnten.

Provi a tendere il diaframma pelvico come se devesse andare in bagno me non puó.

8. Tief einatmen, beim langsamen Ausatmen Bauch anspannen.

Aspiri profondamente e poi respiri piano tendere la pancia

9. Ich zeige es Ihnen, dann machen Sie es nach.

Le faccio vedere dopo lei lo rifá.

Atemtherapie

Riabilitazione respiratoria

1. Atmen Sie durch die Nase ein
Aspiri con il naso

2. Atmen Sie durch den Mund aus
Respiri con la bocca

3. Ich mache es vor, Sie machen es nach.
Le faccio vedere come deve fare, e lei lo rifá

4. Langsam
Piano

5. Langsamer
Più piano

6. Schnell
Veloce

7. Schneller

Piú veloce

8. Tief

Profondamente

9. Tiefer

Più profondamente

10. Oberflächig

Superficialmente

11. Oberflächiger

Più superficialmente

12. Atmen Sie mehr in den Bauch

Respiri piu nella pancia

13. Der Bauch soll dicker werden wenn Sie einatmen.

La pancia deve gonfiarsi quando lei aspire

14. Legen Sie die Hände auf den Bauch

Mette le mani sulla pancia

15. Legen Sie die Hände auf den Brustkorb

Mette le braccia sul petto

16. Ihre Hände sollen vom Bauch bewegt werden wenn Sie einatmen

Le sue mani si dovrebbero muovere dalli pancia quando lei aspire.

Nützliches

Utile

1. Guten Tag
Buon giorno

2. Tschüss
Ciao

3. Bitte
Prego

4. Danke
Grazie

5. Locker lassen
Rilasci

6. Tut es weh?
Fà male?

7. Ist es besser so?
Meglio cosi?

8. Stärker?
Più forte?

9. Ja
Si

10. Nein
No

11. Es tut mir Leid, ich verstehe Sie nicht
Mi dispiace, ma non la capisco

Deutsch => Spanisch

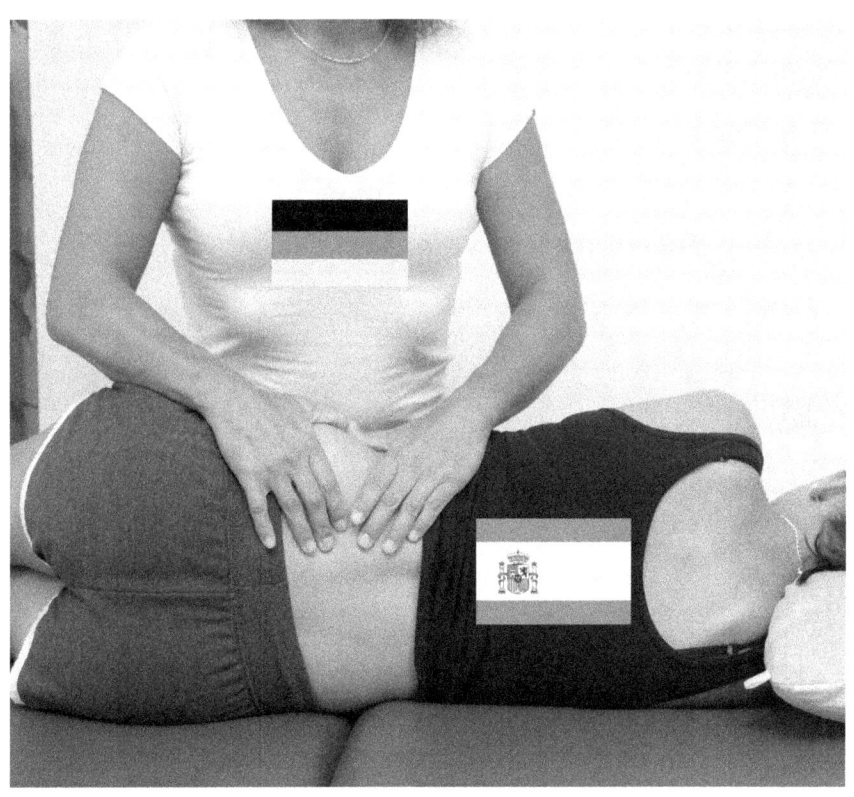

Empfang

El recibimiento

1. Guten Tag

Buenos días

2. Ich heiße...

Me llamo...

3. Haben Sie ein Rezept vom Arzt?

¿Tiene una receta médica?

4. JA

Sí

5. NEIN

NO

6. Haben Sie Ihre Versicherungskarte?

¿Tiene su tarjeta de seguro social?

7. Können Sie das nächste mal die Karte bringen?

¿Puede traer su tarjeta de seguro social la próxima vez?

8. Können Sie mir bitte Ihre Telefonnummer aufschreiben?

¿Me podría apuntar su número de teléfono, por favor?

9. Da ist ein Fehler beim Rezept, Sie müssen wieder zum Arzt damit er Ihnen ein neues Rezept gibt.

En la receta hay un error, usted debe ir de nuevo al médico para que le dé una receta nueva.

10. Haben Sie einen Bericht / Röntgen, CT-Bilder vom Arzt?

¿Le ha dado su médico un informe médico, radiografías o exploraciones TAC (Tomografía axial computarizada)?

11. Können Sie das nächste Mal die Bilder, den Bericht mitnehmen?

¿Podría traer la próxima vez el informe y las imágenes médicas, o sea, las radiografías y tomografías?

12. Da sind Ihre Termine

Aquí tiene sus citas.

13. Wenn die Termine für Sie nicht gehen, sagen Sie es mir.

En caso de que no le vengan bien las citas, me lo dice.

14. Da geht es nicht?

¿Esa fecha no le viene bien?

15. An dem Tag nicht?

¿Tampoco ese día no le viene bien?

16. Lieber Vormittags

¿Le conviene mejor por la mañana?

17. Lieber Nachmittags

¿Le conviene mejor por la tarde?

18. Montag

El lunes

19. Dienstag

El martes

20. Mittwoch

El miércoles

21. Donnerstag

El jueves

22. Freitag

El viernes

23. Samstag

El sábado

24. Sonntag

El domingo

25. Es tut mir Leid, Sie sind zu früh

Lo siento mucho, pero usted ha venido muy temprano.

26. Es tut mir Leid, Sie sind zu spät

Lo siento mucho, pero usted ha venido muy tarde.

27. Diese Woche geht es nicht

Esta semana no me viene bien.

28. Heute geht es nicht
Hoy no me viene bien.

29. Erst nächste Woche
Sólo puede ser a partir de la semana próxima.

30. Erst nächsten Monat
Puede ser sólo a partir del próximo mes.

31. Die Therapeutin / der Therapeut ist in Urlaub
Su terapeuta está de vacaciones

32. Die Therapeutin / der Therapeut ist krank
Su terapeuta está enferma / enfermo

33. Wollen Sie zum anderen Therapeut ?
¿Desea cambiar de terapeuta?

34. JA
SI

35. NEIN
NO

36. Wollen Sie bei demselben Therapeut / derselben Therapeutin bleiben?

¿Quiere quedarse con su mismo/a terapeuta?

37. Wollen sie warten bis der Therapeut / die Therapeutin wieder da ist?

¿Quiere esperar hasta que regrese su terapeuta?

38. Hier ist Ihre Rechnung.

Aquí tiene su factura.

39. Wollen Sie jetzt Zahlen?

¿Desea abonar ahora?

40. Wollen Sie bar zahlen?

¿Desea pagar en efectivo?

Anamnese

Anamnesis

1. **Ziehen Sie sich aus bitte**
   ¿ Puede quitarse la ropa, por favor?

2. **Können Sie Ihr Oberteil ausziehen?**
   ¿Puede dejar libre la parte de arriba?

3. **Können Sie Ihre Hose ausziehen?**
   ¿Puede quitarse los pantalones?

4. **Können Sie ihren Rock ausziehen?**
   ¿Puede quitarse la falda?

5. **Haben Sie Schmerzen?**
   ¿Siente dolor?

6. **Ja**
   Sí

7. Nein

NO

8. Zeigen Sie mir wo Sie Schmerzen haben

Muéstreme por favor dónde le duele

9. Wo haben Sie Schmerzen?

¿Dónde siente dolor?

10. Strahlen Sie in den Arm aus?

¿El dolor se inicia en el brazo?

11. Strahlen Sie in das Bein aus?

¿El dolor se inicia en la pierna?

12. Bis wohin strahlen die Schmerzen?

¿hacia dónde se dispersan los dolores?

13. Zeigen Sie es mir

Me lo muestra, por favor?

14. Haben Sie Taubheitsgefühle?

¿Siente una sensación de adormecimiento?

15. Wo?

¿Dónde?

16. Haben Sie Lähmungserscheinungen?

¿Tiene síntomas de entumecimiento?

17. Haben Sie Ameisenlaufen?

¿Tiene sensación de hormigueo?

18. Wo?

¿Dónde?

19. Seit wann?

¿Desde cuándo siente esos síntomas?

20. Seit Tagen

Desde hace días

21. Seit Wochen

Desde hace semanas

22. Seit Monaten

Desde hace meses

23. Seit Jahren

Desde hace años

24. Wie ist der Schmerz?

¿Cómo es el dolor?

25. Stechend

Es un dolor agudo

26. Dumpf

Es un dolor sordo

27. Ziehend

Siente tirones

28. Ist der Schmerz langsam entstanden?

¿El dolor se ha iniciado lentamente?

29. Ist der Schmerz schnell entstanden?

¿El dolor comenzó repentinamente?

30. Hält der Schmerz lange?

¿El dolor es persistente?

31. Mehrere Sekunden

Por varios segundos

32. Mehrere Minuten

Durante varios minutos

33. Mehrere Stunden

Durante varias horas

34. Mehrere Tage

Durante varios días

35. Hatten Sie einen Unfall?

¿Tuvo un accidente?

36. Sind Sie schon behandelt worden?

¿Ya le han tratado?

37. Ja

Sí

38. Nein

No

39. Haben sie Bluthochdruck?

¿Tiene hipertensión arterial?

40. Haben Sie Diabetis?

¿Tiene diabetes?

41. Ist Ihnen schwindelig?

¿Se marea?

42. Sind Sie schwanger?

¿Está embarazada?

43. Im wievielten Monat?

¿En qué mes de embarazo está?

44. Nehmen Sie Schmerzmittel?

¿Toma analgésicos?

45. Nehmen Sie Blutverdünnungsmedikamente / Medikamente ?

¿Toma medicamentos anticoagulantes u otro tipo de medicamento?

46. Haben Sie Probleme mit der Schilddrüse?

¿Tiene problemas de tiroides?

47. Haben Sie Herzprobleme?

¿Tiene problemas del corazón?

48. Haben Sie Kopfschmerzen?

¿Tiene dolores de cabeza?

49. Sind Sie operiert worden?

¿Se ha sometido a una operación quirúrgica?

50. Wann sind Sie operiert worden?

¿Cuándo fue la operación?

51. Vor Tagen

Hace días

52. Vor Monaten

Hace meses

53. Vor Jahren

Hace años

54. Sie müssen zum Arzt gehen

Usted tiene que ir al médico

55. Haben Sie Schmerzen bei Belastung?

¿Siente dolores por el peso?

56. Haben Sie Ruheschmerzen?

¿Sufre de artrosis?

57. Wann sind die Schmerzen am schlimmsten?

¿Cuándo siente esos dolores intensamente?

58. Morgens

Por la mañana

59. Abends

Por la tarde

60. Nachts

Por la noche

61. Immer gleich

Continuamente

62. Beim Gehen aufwärts

Al caminar cuesta arriba

63. Beim Gehen abwärts

Al caminar cuesta abajo

64. Beim Treppenhochsteigen

Al subir las escaleras

65. Beim Treppenruntersteigen

Al bajar las escaleras

66. Beim langen Sitzen?

¿Al estar sentado durante largo tiempo?

67. Nach langem Sitzen?

¿Después de haber estado sentado por largo tiempo?

68. Bei kleinen Bewegungen?

¿Al hacer pequeños movimientos?

69. Waren Sie im Krankenhaus /Kur?

¿Estuvo en un hospital o en un tratamiento médico?

70. Wie lange?

¿Por cuánto tiempo?

71. MehrereTage

Durante varios días

72. Mehrere Wochen

Durante varias semanas

73. Mehrere Monate

Durante varios meses

74. Wann sind Sie vom Krankenhaus entlassen worden?

¿Cuándo le dieron de alta del hospital?

75. Gestern

Ayer

76. Vorgestern

Antes de ayer

77. Vor ein Paar Tagen

Hace un par de días

78. Wieviele ?

¿Cuánto?

79. Vor ein Paar Wochen

Hace un par de semanas

80. Vor ein Paar Monaten

Hace un par de meses

Massage

Masajes

1. Ziehen Sie sich aus bitte
¿ Puede quitarse la ropa, por favor?

2. Können Sie Ihr Oberteil ausziehen?
¿Puede dejar libre la parte de arriba?

3. Können Sie Ihre Hose ausziehen?
¿Puede quitarse los pantalones?

4. Können Sie ihren Rock ausziehen?
¿Puede quitarse la falda?

5. Legen Sie sich auf den Rücken
Póngase boca arriba, por favor

6. Legen Sie sich auf den Bauch
Póngase boca abajo, por favor

7. Legen Sie sich auf die rechte Seite

Recuéstese sobre el costado derecho, por favor

8. Legen Sie sich auf die linke Seite

Recuéstese sobre el costado izquierdo, por favor

9. Kopf hier, bitte

Ponga la cabeza aquí, por favor

10. Wollen Sie eine Decke?

¿Quiere una manta?`

11. Ist Ihnen kalt ?

¿Le hace frío?

12. Ist Ihnen zu warm?

¿Le hace calor?

13. Legen Sie den rechten Arm runter

Coloque el brazo derecho hacia abajo

14. Legen Sie den rechten Arm hoch
Coloque el brazo derecho hacia arriba

15. Legen Sie den rechten Arm am Körper entlang
Coloque el brazo derecho junto a su cuerpo

16. Legen Sie den linken Arm runter
Coloque el brazo izquierdo hacia abajo

17. Legen Sie den linken Arm hoch
Coloque el brazo izquierdo hacia arriba

18. Legen Sie den linken Arm am Körper entlang
Coloque el brazo izquierdo junto a su cuerpo

19. Setzen Sie sich hin, bitte
Tome asiento, por favor

20. Schulter locker lassen
Afloje los hombros

21. Nach vorne schauen

   Mire hacia adelante

22. Tut es weh?

   ¿Duele?

23. Tue ich Ihnen weh?

   ¿Le causo dolor?

24. Zeigen Sie mir wo es weh tut

   Múestreme dónde le duele

25. Ist der Druck gut?

   ¿Está bien la presión?

26. JA ?

   ¿Sí?

27. NEIN?

   ¿No?

28. Stärker ?

¿Presiono mas fuerte?

29. Schwächer ?

¿Menos presión?

30. Besser?

¿Está mejor así?

31. Schlechter?

¿Está peor así?

Manuelle Therapie

Terapia manual

1. Ziehen Sie sich aus bitte
 ¿ Puede quitarse la ropa, por favor?

2. Können Sie Ihr Oberteil ausziehen?
 ¿Puede dejar libre la parte de arriba?

3. Können Sie Ihre Hose ausziehen?
 ¿Puede quitarse los pantalones?

4. Können Sie ihren Rock ausziehen?
 ¿Puede quitarse la falda?

5. Wo haben Sie Schmerzen?
 ¿Dónde siente dolor?

6. Ist es besser geworden seit der letzten Behandlung?
 ¿Ha mejorado el dolor desde el último tratamiento?

7. Ist es schlechter geworden?

¿Ha empeorado el dolor?

8. Haben Sie jetzt mehr Schmerzen?

¿Siente ahora más dolores?

9. Haben Sie jetzt weniger Schmerzen?

¿Siente ahora menos dolores?

10. Wo sind jetzt die Schmerzen?

¿Dónde siente ahora los dolores?

11. Stehen Sie auf ein Bein

Quédese de pie sobre una pierna

12. Jetzt auf das andere Bein stehen

Ahora quédese de pie sobre la otra pierna

13. Stehen Sie auf die Fersen

Quédese de pie sobre sus talones

14. Stehen Sie auf die Fußspitzen

Quédese de pie sobre la punta de sus pies

15. Setzen Sie sich hin

Siéntese por favor

16. Machen Sie sich rund

Inclínise hacia abajo la parte superior del cuerpo

17. Kopf einrollen

Incline su cabeza hacia abajo

18. Zieht es?

¿Le tira?

19. Ist es schmerzhaft?

¿Es doloroso?

20. So weniger ?

¿Ahora le duele menos?

21. So mehr?

¿Y así le duele más?

22. Besser ?

¿Está mejor así?

23. Schlechter?

¿Está peor así?

24. Heben Sie den Kopf

Levante la cabeza, por favor

25. Kopf nach oben / nach oben schauen

Mantenga la cabeza arriba / Mire hacia arriba

26. Kopf nach unten / nach unten schauen

Mantenga la cabeza abajo / Mire hacia abajo

27. Kopf nach links drehen

Gire la cabeza hacia la izquierda

28. Kopf nach rechts drehen

Gire la cabeza hacia la derecha

29. Kopf nach links neigen

Incline la cabeza hacia la izquierda

30. Kopf nach rechts neigen

Incline la cabeza hacia la derecha

31. Locker lassen

Póngase más flojo

32. Nicht helfen, ich mache die Bewegung, Sie lassen locker

No ayude, yo haré el movimiento, usted se relaja

33. Arme hoch

Levante los brazos

34. Rechter Arm hoch

Levante el brazo derecho

35. Rechter Arm runter

Baje el brazo derecho

36. Linker Arm hoch

Levante el brazo izquierdo

37. Linker Arm runter

Baje el brazo izquierdo

38. Bein beugen

Flexione la pierna

39. Bein strecken

Estire la pierna

40. Knie beugen

Doble la rodilla

41. Knie strecken

Estire la rodilla

42. Bein heben

Levante la pierna

43. Legen Sie sich auf den Rücken

Póngase boca arriba

44. Legen Sie sich auf den Bauch

Póngase boca abajo

45. Legen Sie sich auf die rechte Seite

Póngase sobre el costado derecho

46. Legen Sie sich auf die linke Seite

Póngase sobre el costado izquierdo

47. Kopf hier, bitte
Ponga la cabeza aquí, por favor

48. Setzen Sie sich hin
Tome asiento por favor

49. Machen Sie die Bewegung leicht mit.
Siga haciendo el movimiento levemente

50. Drücken Sie gegen meinen Widerstand
Presione en contra de mi resistencia

51. Drücken Sie stärker
Presione con más fuerza

52. Drücken Sie leichter
Presione levemente

53. Das ist eine Übung für Zuhause
Éste es un ejercicio para hacerlo en casa

54. Beine aufstellen
Ponga los pies debajo de las rodillas

55. Bauch anspannen

Ponga tenso el vientre

56. Po anspannen

Ponga tenso el trasero

57. Beine anspannen

Ponga tensas las piernas

58. Arme anspannen

Ponga tensos los brazos

59. Entspannen

Relájese

60. Es kann sein, dass es ein Bißchen weh tut

Puede ser que le duela un poco

61. Ich zeige es Ihnen, dann machen Sie es nach

Le muestro el ejercicio, y después usted lo repite

62. Machen Sie 3 Serien à 10 Wiederholungen

Realice tres series de 10 repeticiones

63. Machen Sie 3 Serien à 15 Wiederholungen

Realice tres series de 15 repeticiones

64. Machen Sie 3 Serien à 20 Wiederholungen

Realice tres series de 20 repeticiones

65. Machen Sie 3 Serien à 30 Wiederholungen

Realice tres series de 30 repeticiones

66. 1 mal die Woche

Una vez por semana

67. 2 mal die Woche

Dos veces por semana

68. 3 mal die Woche

Tres veces por semana

69. 1 mal pro Tag

Una vez por día

70. 2 mal pro Tag

Dos veces por día

71. 3 mal pro Tag

Tres veces por día

72. Machen Sie die Übung vor dem Spiegel

Realice el ejercicio delante del espejo

73. Sitzen Sie vor dem Spiegel

Siéntese delante del espejo

74. Stehen sie vor dem Spiegel

Póngase de pie delante del espejo

75. Das darf nicht weh tun

No tiene que sentir dolor

76. Das darf nicht passieren

Eso no puede pasar

PNF

Facilitación Neuromuscular propioceptiva

1. **Legen Sie sich auf den Rücken**
   Póngase boca arriba

2. **Legen Sie sich auf den Bauch**
   Póngase boca abajo

3. **Legen Sie sich auf die rechte Seite**
   Póngase sobre el costado derecho

4. **Legen Sie sich auf die linke Seite**
   Póngase sobre el costado izquierdo

5. **Kopf hier, bitte**
   Ponga la cabeza aquí, por favor

6. Ich zeige Ihnen wie die Bewegung aussehen soll

Le muestro cómo tiene que ser el movimiento

7. Ich mache die Bewegung, Sie lassen den Arm locker

Yo haré el movimiento y usted suelte el brazo

8. Ich mache die Bewegung, Sie lassen das Bein locker

Yo haré el movimiento y usted afloje la pierna

9. Jetzt drücken Sie gegen meinen Widerstand

Ahora presione en contra de mi resistencia

10. Finger, Hand aufmachen

Abra la mano y los dedos, por favor

11. Finger, Hand zumachen

Cierre la mano y los dedos, por favor

12. Ellbogen strecken

Estire el brazo y el codo, por favor

13. Ellbogen beugen
Doble el brazo

14. Bein hoch
Levante la pierna

15. Bein runter
Baje la pierna

16. Bein in die Richtung anspannen
Ponga tensa la pierna hacia esta dirección

17. Knie beugen
Doble la rodilla

18. Knie strecken
Estire la rodilla

19. Hüfte beugen
Flexione la cadera

20. Hüfte strecken

Estire la cadera

21. Entspannen / locker lassen

Relajar / aflojar

22. Mehr

Más

23. Weniger

Menos

24. Stärker

Con más intensidad

25. Schwächer

Levemente

26. Langsamer

Lentamente

27. Schneller

Más rápido

28. Nach oben drücken

Presione hacia arriba

29. Nach unten drücken

Presione hacia abajo

30. Jetzt in die andere Richtung

Ahora presione en otra dirección

31. Richtung gegenüberliegende Schulter

Presione en dirección al hombro contrario

32. Richtung gegenüberliegende Hüfte

Presione en dirección a la cadera contraria

33. Richtung Ohr

En dirección a su oreja

34. Richtung Nase

En dirección a su nariz

35. Richtung Fenster

En dirección a la ventana

36. Richtung Tür

En dirección a la puerta

37. Richtung Wand

En dirección a la pared

38. Richtung Uhr

En dirección al reloj

Mulligan

Mulligan

1. Zeigen Sie mir bei welcher Bewegung sie Schmerzen haben
Muéstreme con qué movimiento siente dolor

2. Lassen Sie locker
Relájese

3. Machen Sie jetzt die Bewegung noch einmal
Ahora realice el movimiento de nuevo

4. Ist es besser?
¿Es mejor así?

5. Haben Sie Schmerzen bei Treppenhochsteigen ?
¿Siente dolor al subir las escaleras?

6. Haben Sie Schmerzen bei Treppenruntersteigen ?
¿Siente dolor al bajar las escaleras?

7. Ist es besser so?

¿Es mejor así?

8. Sie dürfen keine Schmerzen haben, wenn es weh tut sagen Sie Stopp.

No debe sentir dolor, en caso de que sienta dolor me dice: "Pare".

9. Wenn der Gurt weh tut lege ich ein Polster zwischen Ihnen und dem Gurt.

Si el cinturón le provoca dolor, coloco un almohadón entre el cinturón y usted.

10. Daheim können Sie diese Übung mit einem Handtuch machen

En casa puede hacer el ejercicio con una toalla

11. Daheim können Sie diese Übung mit einem Theraband machen

En casa puede hacer el ejercicio con una cinta Thera-Band (cinta elástica de látex)

12. Daheim können Sie diese Übung mit einem Stab machen

En casa puede hacer el ejercicio con una vara o bastón

13. Den Ball können Sie im Sportgeschäft kaufen.

La pelota la puede comprar en una tienda de artículos de deportes

14. Das Theraband können Sie im Sportgeschäft kaufen.

La cinta Thera-Band la puede comprar en una tienda de artículos de deportes.

15. Es soll rot sein

Debe ser roja

16. Es soll grün sein

Debe ser verde

Übungen

Ejercicios

1. Beugen
Flexionar

2. Strecken
Estirarse

3. Anspannen
Tensionar

4. Entspannen
Relajarse

5. Gesäß nach hinten
Poner el trasero hacia atrás

6. Bauch anspannen / angespannt lassen
Ponga tenso el vientre / déjelo tenso

7. Bleiben Sie so ein Paar Sekunden, dann entspannen
Permanezca así durante algunos segundos y luego afloje

8. Es darf keine Bewegung stattfinden
No debe hacer ningún movimiento

9. Das ist für die Koordination
Esto ayuda a la coordinación

10. Machen Sie 3 Serien à 10 Wiederholungen
Haga tres Series de 10 repeticiones

11. Machen Sie 3 Serien à 15 Wiederholungen
Haga tres Series de 15 repeticiones

12. Machen Sie 3 Serien à 20 Wiederholungen
Haga tres Series de 20 repeticiones

13. Machen Sie 3 Serien à 30 Wiederholungen
Haga tres Series de 30 repeticiones

14. Machen Sie Pause zwischen den Serien

Incluya periodos de descanso entre los ejercicios

15. Ein Paar Sekunden

Un periodo de descanso por algunos segundos

16. Ein Paar Minuten

Un periodo de descanso por algunos minutos

17. Wieviel?

¿Cuántas veces hay que practicar?

18. 1 mal die Woche

Una vez por semana

19. 2 mal die Woche

Dos veces por semana

20. 3 mal die Woche

Tres veces por semana

21. 1 mal pro Tag

Una vez por día

22. 2 mal pro Tag

Dos veces por día

23. 3 mal pro Tag

Tres veces por día

24. Machen Sie die Übung vor dem Spiegel

Haga los ejercicios delante del espejo

25. Sitzen Sie vor dem Spiegel

Siéntese delante del espejo

26. Stehen sie vor dem Spiegel

Póngase de pie delante del espejo

27. Das ist für die Kräftigung

Esto sirve para el fortalecimiento

28. Zuhause jeden Tag machen

Practique los ejercicios todos los días en casa

29. Machen Sie die Übungen vor dem Spiegel damit Sie sich korrigieren können

Haga los ejercicios delante del espejo para que los pueda corregir.

30. Das darf nicht passieren

Eso no puede pasar

31. Das ist falsch

Eso está mal

32. So ist es richtig

Eso está bien

33. Langsam

Lentamente

34. Langsamer

Más lento

35. Schnell

Rápido

36. Schneller

Más rápido

37. Nicht ruckartig

Que no sea de golpe

38. Sie dürfen keine Schmerzen bei den Übungen haben.

No debe sentir ningún dolor al hacer los ejercicios

39. Wenn Sie Schmerzen haben, während Sie die Übungen machen, lassen Sie die Übung sein und sagen es mir das nächste Mal.

Si siente dolor al hacer los ejercicios, déjelos, no continúe con ellos y me lo dice la próxima vez.

40. Haben Sie die Übungen gemacht?

¿Practicó los ejercicios?

41. Haben Sie dabei Schmerzen gehabt?

¿Sintió dolor al hacer los ejercicios?

42. Zeigen Sie mir wo Sie Schmerzen hatten

Muéstreme dónde sintió dolores

43. Zeigen Sie mir wie Sie die Übung machen.

Muéstreme cómo hizo los ejercicios

44. Stehen sie auf dem rechten Bein

Quédese de pie sobre la pierna derecha

45. Stehen sie auf dem linken Bein

Quédese de pie sobre la pierna izquierda

46. Stehen sie auf einem Bein

Manténgase sobre una sola pierna

47. Das ist für das Gleichgewicht

Esto sirve para el equilibrio

48. Versuchen Sie nicht zu wackeln

Intente no tambalear

49. Diese Bewegung können Sie in den Alltag einbauen

Este movimiento lo puede incorporar en sus tareas diarias.

Gangschule

Reeducación de los patrones de la marcha

1. Stehen Sie gerade
Póngase de pie con la espalda recta

2. Machen Sie kleinere Schritte
Haga pequeños pasos

3. Machen Sie größere Schritte
Dé pasos más grandes

4. Machen Sie regelmäßige Schritte
Dé pasos regulares o normales

5. Den Fuß abrollen
Haga girar el pie hacia ambos lados

6. Zuerst auf Ferse, dann rollt der Fuß, dann drücken Sie den Fuß vor mit dem Vorfuß

Primero aciente el pie sobre los talones y luego hágalo girar hacia ambos lados y después presione el pie hacia adelante con el talón.

7. Die Gehstütze gehen mit dem kranken Bein zusammen.

La muleta (o bastón inglés) es el apoyo de la pierna enferma, por lo tanto deben ir juntos.

8. Arme locker am Körper pendeln lassen

Mueva relajadamente los brazos de un lado a otro junto a su cuerpo.

Lymphdrainage

Drenaje linfático

1. **An diesem Arm darf man kein Blutdruck messen oder Spritzen**

   En este brazo no se puede medir la presión ni poner una inyección.

2. **Sie sollen sich möglichst nicht verletzten**

   Debe evitar no lastimarse

3. **Sie dürfen nicht heiß baden oder zu lange in der Sonne liegen**

   Usted no debe tomar un baño con agua caliente ni estar en sol durante mucho tiempo.

4. **Wenn Sie einen schmerzhaften Ausschlag haben, gehen Sie sofort zum Arzt.**

   En caso de que tenga una erupción cutánea dolorosa debe asistir de inmediato al médico.

5. Legen Sie oft, mehrmals pro Tag die Beine hoch
Varias veces al día coloque las piernas hacia arriba.

6. Legen Sie oft, mehrmals pro Tag das Bein hoch
Varias veces al día coloque la pierna hacia arriba.

7. Legen Sie oft, mehrmals pro Tag den Arm hoch
Varias veces al día coloque el brazo hacia arriba.

8. Haben Sie einen Kompressionsstrumpf ?
¿Tiene una media de compresión?

9. Haben Sie Kompressionsstrümpfe?
¿Tiene medias de compresión?

10. Den Strumpf müssen Sie jeden Tag tragen
Tiene que llevar la media todos los días.

11. Die Strümpfe müssen Sie jeden Tag tragen
Tiene que llevar las medias todos los días

12. Den Strumpf müssen Sie Tag und Nacht tragen
La media la tiene que llevar día y noche

13. Die Strümpfe müssen Sie Tag und Nacht tragen

Las medias las tiene que llevar día y noche.

14. Sie sollen keine einengende Kleidung tragen.

No debe ponerse ropa estrecha

15. Legen Sie sich auf den Rücken

Póngase boca arriba

16. Drehen Sie sich auf den Bauch

Póngase boca abajo

17. Können Sie sich auf den Bauch legen oder wollen Sie lieber sitzen?

¿Puede ponerse boca abajo o prefiere estar sentado?

18. Sitzen?

¿Quiere estar sentado?

19. Bein aufstellen

Ponga el pie debajo de la rodilla

20. Beine aufstellen

Ponga los pies debajo de las rodillas

21. Ein Bisschen zu mir rutschen

Córrase un poco hacia mí, por favor

22. Rutschen Sie nach links

Córrase hacia la izquierda

23. Rutschen Sie nach rechts

Córrase hacia la derecha

24. Rutschen Sie kopfwärts

Córrase hacia arriba en dirección a su cabeza

25. Rutschen Sie fußwärts

Córrase hacia abajo en dirección a sus pies

26. Tut es weh?

¿Le duele?

27. Es darf nicht weh tun

No debe sentir ningún dolor

Elektrotherapie

Terapia eléctrica

1. Ich werde 2 Elektroden anlegen

Le voy a colocar dos electrodos

2. Ich werde 4 Elektroden anlegen

Le voy a colocar cuatro electrodos

3. Es fließt noch kein Strom

Todavía no pasa la electricidad

4. Ich drehe den Strom langsam hoch

Lentamente voy a ir subiendo la electricidad

5. Sie sagen es mir sobald Sie Strom spüren

Dígame por favor, cuando empiece a sentir la electricidad

6. Spüren Sie den Strom?

¿Siente la electricidad?

7. Es soll angenehm sein

Tiene que ser agradable

8. Ist es angenehm?

¿Es agradable?

9. Sie sollen den Strom nur ganz leicht spüren

Usted debe sentir la electricidad sólo muy leve.

10. Jetzt drehe ich den Strom runter bis Sie ihn nicht mehr spüren

Ahora voy a bajar la electricidad hasta que usted no la sienta más.

11. Es dauert circa 10 Minuten

Va a durar aproximadamente unos diez minutos

12. Es dauert circa 15 Minuten

Va a durar aproximadamente unos quince minutos

13. Es dauert circa 20 Minuten

Va a durar aproximadamente unos veinte minutos

14. Wenn es fertig ist, komme ich und mache die Elektroden weg.

Cuando haya terminado, vendré y le quitaré los electrodos

15. Wenn Sie ein Problem haben, rufen Sie mich.

Si tiene algún problema, me llama

16. Ich bin nebenan

Yo estoy a lado

Beckenboden Gymnastik

Ejercicios para el suelo pélvico o periné

1. **Der Beckenboden ist der Muskel der zwischen Schambein und Steißbein ist.**

   El suelo pélvico es el conjunto de músculos que se extiende desde el hueso púbico en la parte frontal hasta el hueso de la cola (cóxis) en la parte posterior.

2. **Seine Aufgabe ist hauptsächlich die Öffnungen, die sich da befinden zu schließen.**

   La función del suelo pélvico es principalmente cerrar todos los orificios que se encuentran en la zona pélvica.

3. **Er arbeitet mit den Bauchmuskeln und mit dem Zwerchfell zusammen.**

   El suelo pélvico hace un trabajo en conjunto con la musculatura abdominal y con el diafragma.

4. Deshalb muß man diese Muskeln auch mitarbeiten lassen um den Beckenboden zu kräftigen.

Por lo tanto hay que hacer trabajar a esa musculatura para fortalecer el suelo pélvico.

5. Versuchen Sie den Beckenboden anzuspannen indem Sie so anspannen wie wenn Sie aufs Klo müssten, es aber nicht könnten.

Intente apretar los músculos principales que se extienden a lo largo del suelo pélvico y esto lo hará de la siguiente manera: Haga como si tuviera muchas ganas de ir al baño, pero reténgalas.

1. Der Beckenboden ist der Muskel der sich zwischen rechter und linker Sitzbeinhöcker, Steißbein und Schambein befindet.

El suelo pélvico es el músculo ubicado entre el esquión derecho e izquierdo, el coxis(el hueso en que remata la columna vertebral) y el pubis.

2. Der Beckenboden trägt wesentlich dazu bei, dass Sie Ihren Urin- und Stuhlabgang kontrollieren können. Durch regelmäßiges Training können Sie einer Inkontinenz vorbeugen oder bestehende Probleme günstig beeinflussen.

El suelo pélvico contribuye esencialmente al control de la salida de orina y materia fecal. A través del ejercicio diario puede prevenir la salida involuntaria de orina y materia fecal o influir favorablemente en otros problemas de la misma índole.

3. Weiterhin bietet der Beckenboden den inneren Bauchorganen Halt und stützt sie von unten. Daher können Sie mit einem Becken-bodentraining Senkungsbeschwerden entgegenwirken.

Además el suelo de la pelvis es el apoyo de los órganos abdominales ya que éste los sostiene desde abajo. Por eso usted pude ayudar a prevenir los problemas de control de vejiga al ejercitar los músculos del suelo pélvico.

4. Um diese Aufgaben erfüllen zu können, arbeitet der Beckenboden zusammen mit der Bauchmuskulatur und dem Zwerchfell, dem wichtigsten Atemmuskel.

Para poder lograr ese objetivo, los músculos del suelo pélvico realizan su trabajo junto con la musculatura abdominal y el diafragma. El diafragma es un músculo muy importante para la respiración.

5. Deshalb muß man diese Muskeln auch mitarbeiten lassen um den Beckenboden zu kräftigen.

Por esta razón hay que hacer trabajar a estos músculos para fortalecer el suelo pélvico.

6. Versuchen Sie, die Beckenbodenmuskulatur anzuspannen indem Sie sich vorstellen daß Sie Ihren After und Ihre Scheide verschließen.

Intente contraer los músculos del suelo pélvico y lo hará de la siguiente manera: Imaginese que está cerrando el ano y su vagina.

7. Versuchen Sie den Beckenboden anzuspannen indem Sie so anspannen wie wenn Sie aufs Klo müssten, es aber nicht könnten.

Intente contraer los músculos del suelo pélvico y lo hará de la siguiente manera: Haga como si tuviera muchas ganas de ir al baño, pero reténgalas

8. Tief einatmen, beim langsamen Ausatmen Bauch anspannen.

Respire profundamente, contraiga el abdomen al expulsar el aire lentamente.

9. Ich zeige es Ihnen, dann machen Sie es nach.

Yo le mostraré el ejercicio primero y luego usted lo repetirá.

Atemtherapie

Terapia respiratoria

1. Atmen Sie durch die Nase ein
Respire por la nariz

2. Atmen Sie durch den Mund aus
Espire el aire por la boca.

3. Ich mache es vor, Sie machen es nach.
Yo haré primero el ejercicio y después usted lo repetirá.

4. Langsam
Lento

5. Langsamer
Más lento

6. Schnell
Rápido

7. Schneller
Más rápido

8. Tief
Profundo

9. Tiefer
Más profundo

10. Oberflächig
Ligero

11. Oberflächiger
Más ligero

12. Atmen Sie mehr in den Bauch
Inspire el aire por su nariz hacia la parte baja del vientre

13. Der Bauch soll dicker werden wenn Sie einatmen.
El vientre debe inflarse a través de la inspiración

14. Legen Sie die Hände auf den Bauch

Coloque las manos sobre su vientre.

15. Legen Sie die Hände auf den Brustkorb

Coloque sus manos sobre el tórax.

16. Ihre Hände sollen vom Bauch bewegt werden wenn Sie einatmen

Inspire de modo que el aire mueva el vientre y sus manos.

Nützliches

Frases útiles

1. Guten Tag

Buenos días / Buenas tardes

2. Tschüss

Adiós

3. Bitte

Por favor

4. Danke

Gracias

5. Locker lassen

Aflojar

6. Tut es weh?

¿Duele?

7. Ist es besser so?
  ¿Está mejor así?

8. Stärker?
  ¿Más fuerte?

9. Ja
  Si

10. Nein
  No

11. Es tut mir Leid, ich verstehe Sie nicht
  Lo siento, no entiendo

Deutsch => Türkisch

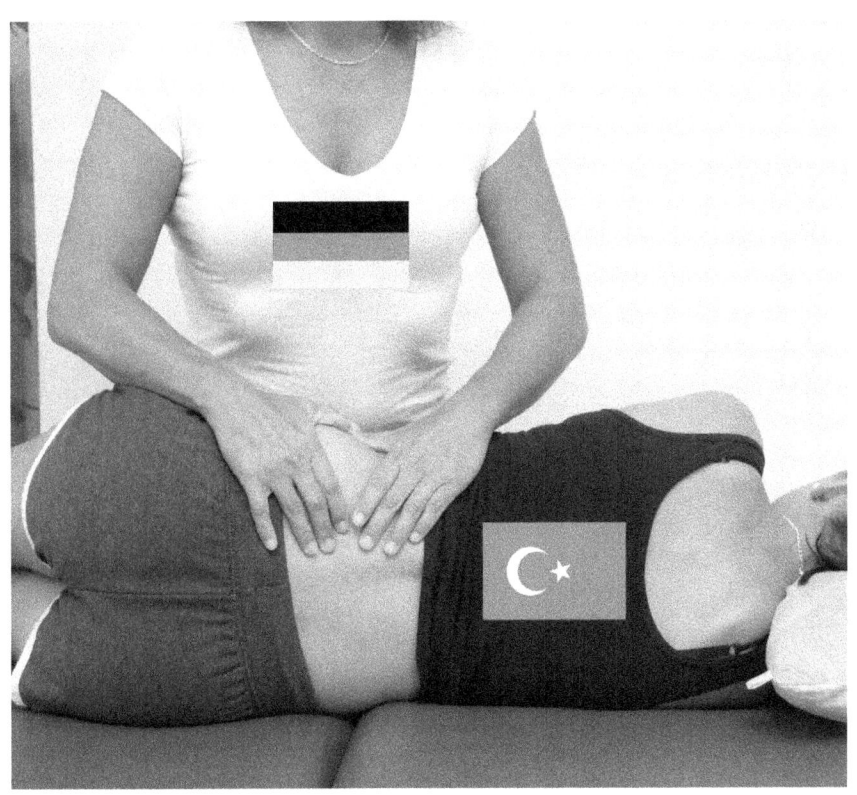

Empfang

1. Guten Tag
Iyi günler

2. Ich heiße...
Ben ...

3. Haben Sie ein Rezept vom Arzt?
Rezeptiniz varmı?

4. JA
Evet

5. NEIN
Hayır

6. Haben Sie Ihre Versicherungskarte?
Sigortakartınız varmı?

7. Können Sie das nächste mal die Karte bringen?

Birdahki sefere sigorta kartını getire bilirmisiniz

8. Können Sie mir bitte Ihre Telefonnummer aufschreiben?

Telefon numaranızı yaza bilirmisiniz

9. Da ist ein Fehler beim Rezept, Sie müssen wieder zum Arzt damit er Ihnen ein neues Rezept gibt.

Bu yalnış bir recete, doktorunuza bir başka recete isteyiniz

10. Haben Sie einen Bericht / Röntgen, CT-Bilder vom Arzt?

Doktorunuzdan bir bildiri, Röntgen, CT resimleri varmı?

11. Können Sie das nächste Mal die Bilder, den Bericht mitnehmen?

Birdahki sefere CT resimlerinizi getire bilirmisiniz

12. Da sind Ihre Termine

Bunlar sizin terminleriniz

13. Wenn die Termine für Sie nicht gehen, sagen Sie es mir.

Terminler size uygun degilse bana bildiriniz

14. Da geht es nicht?

Burada olmaz

15. An dem Tag nicht?

Bu günde olmaz

16. Lieber Vormittags

Öğleden önce daha iyi?

17. Lieber Nachmittags

Öğleden sonra daha iyi?

18. Montag

Pazartesi

19. Dienstag

Salı

20. Mittwoch

Çarşamba

21. Donnerstag
Perşembe

22. Freitag
Cuma

23. Samstag
Cumartesi

24. Sonntag
Pazar

25. Es tut mir Leid, Sie sind zu früh
Özür dilerim, ama erken geldiniz

26. Es tut mir Leid, Sie sind zu spät
Özür dilerim, ama geç geldiniz

27. Diese Woche geht es nicht
Bu hafta olmaz

28. Heute geht es nicht
Bugün olmaz

29. Erst nächste Woche
En geç birdahaki hafta

30. Erst nächsten Monat
En geç birdahaki ay

31. Die Therapeutin / der Therapeut ist in Urlaub
Terapist izinde

32. Die Therapeutin / der Therapeut ist krank
Terapist hasta

33. Wollen Sie zum anderen Therapeut ?
Başka bir terapisti kabul edermisiniz

34. JA
Evet

35. NEIN
Hayır

36. Wollen Sie bei demselben Therapeut / derselben Therapeutin bleiben?
Aynı terapist te kalmak istiyormusunuz?

37. Wollen sie warten bis der Therapeut / die Therapeutin wieder da ist?

Terapist gelmesini beklemek istiyormusunuz?

38. Hier ist Ihre Rechnung.

Faturanız burada

39. Wollen Sie jetzt Zahlen?

Şimdi ödemek istermisiniz

40. Wollen Sie bar zahlen?

Bar mı ödemek istiyorsunuz?

Anamnese

1. Ziehen Sie sich aus bitte
   Lütfen üzerinizi soyunun

2. Können Sie Ihr Oberteil ausziehen?
   Üst tarafınızı çıkarınız

3. Können Sie Ihre Hose ausziehen?
   Pantolonunuzu çıkarınız

4. Können Sie ihren Rock ausziehen?
   Eteginizi çıkarınız

5. Haben Sie Schmerzen?
   Agrınız varmı

6. Ja
   Evet

7. Nein

Hayır

8. Zeigen Sie mir wo Sie Schmerzen haben

Nerenizde agrınız var bana gösteriniz

9. Wo haben Sie Schmerzen?

Nerede agrınız var?

10. Strahlen Sie in den Arm aus?

Agrınız kolunuza tesir ediyormu?

11. Strahlen Sie in das Bein aus?

Agrınız ayagınıza tesir ediyormu?

12. Bis wohin strahlen die Schmerzen?

Agrınız nerenize tesir ediyor?

13. Zeigen Sie es mir

Bana gösteriniz

14. Haben Sie Taubheitsgefühle?

Uyuşukluk varmı ?

15. Wo?

Nerede?

16. Haben Sie Lähmungserscheinungen?

Tutukluk varmı ?

17. Haben Sie Ameisenlaufen?

Karıncılanma varmı ?

18. Wo?

Nerede?

19. Seit wann?

Ne zamandan beri?

20. Seit Tagen

Günlerdir

21. Seit Wochen

Haftalardir

22. Seit Monaten

Aylardir

23. Seit Jahren
Yillardir

24. Wie ist der Schmerz?
Agrınız ne şekilde

25. Stechend
Igne batar şekilde

26. Dumpf
Sızı şeklinde

27. Ziehend
Ceker şekilde

28. Ist der Schmerz langsam entstanden?
Yavaşmı Başladı agrınız?

29. Ist der Schmerz schnell entstanden?
Hızlımı Başladı agrınız?

30. Hält der Schmerz lange?
Agrınız uzun bir şüre devam ediyormu?

31. Mehrere Sekunden
Saniyelerce

32. Mehrere Minuten
Dakikalarca

33. Mehrere Stunden
Saatlerce

34. Mehrere Tage
Günlerce

35. Hatten Sie einen Unfall?
Kaza geçirdinizmi?

36. Sind Sie schon behandelt worden?
Müdahale edildimi

37. Ja
Evet

38. Nein
Hayır

39. Haben sie Bluthochdruck?

Tansiyonunuz varmı ?

40. Haben Sie Diabetis?

Diyabet hastalıgınız varmı ?

41. Ist Ihnen schwindelig?

Başınız dönüyormu?

42. Sind Sie schwanger?

Hamilemisınız?

43. Im wievielten Monat?

Kacıncı aydasınız?

44. Nehmen Sie Schmerzmittel?

Agrı ilaçları Kullanıyormusunuz?

45. Nehmen Sie Blutverdünnungsmedikamente / Medikamente ?

Kan inceltici ilaç Kullanıyormusunuz?

46. Haben Sie Probleme mit der Schilddrüse?

Kuadırınız varmı?

47. Haben Sie Herzprobleme?

Kalp probleminiz varmı?

48. Haben Sie Kopfschmerzen?

Baş agrınız varmı?

49. Sind Sie operiert worden?

Ameliyal oldunuzmu?

50. Wann sind Sie operiert worden?

Nezaman ameliyat oldunuz?

51. Vor Tagen

Birkaç gün

52. Vor Monaten

Birkaç ay

53. Vor Jahren

Birkaç yıl

54. Sie müssen zum Arzt gehen

Doktora gitmek sorundasınız

55. Haben Sie Schmerzen bei Belastung?

Çalışır halde agrınız varmı?

56. Haben Sie Ruheschmerzen?

Dinlenik bir halde agrınız varmı?

57. Wann sind die Schmerzen am schlimmsten?

Agrınız ne zaman daha fazla?

58. Morgens

Sabahları

59. Abends

Akşamları

60. Nachts

Geceleri

61. Immer gleich

Herzaman aynı

62. Beim Gehen aufwärts

Yürürken üst tarafa doğru

63. Beim Gehen abwärts

Yürürken alt tarafa doğru

64. Beim Treppenhochsteigen

Merdivenleri cikarken

65. Beim Treppenruntersteigen

Merdivenleri inerken

66. Beim langen Sitzen?

Uzun oturdugum zaman

67. Nach langem Sitzen?

Uzun süre oturduktan sonra

68. Bei kleinen Bewegungen?

Kisa hareketlerde

69. Waren Sie im Krankenhaus /Kur?

Hasta kur ziyaretinde bulundunuzmu?

70. Wie lange?

Nekadar?

71. MehrereTage

Günlerdir

72. Mehrere Wochen

Haftalardir

73. Mehrere Monate

Aylardir

74. Wann sind Sie vom Krankenhaus entlassen worden?

Nezaman hastaneden taburcu oldunuz

75. Gestern

Dün

76. Vorgestern

Evvelsi gün

77. Vor ein Paar Tagen

Birkaç gün evvel

78. Wieviele ?

Kaç tane?

79. Vor ein Paar Wochen

Birkaç hafta önce

80. Vor ein Paar Monaten

Birkaç ay önce

Massage

1. Ziehen Sie sich aus bitte
   Lütfen üzerinizi soyun

2. Können Sie Ihr Oberteil ausziehen?
   Üst tarafınızı çıkarınız

3. Können Sie Ihre Hose ausziehen?
   Pantolonunuzu çıkarınız

4. Können Sie ihren Rock ausziehen?
   Eteginizi çıkarınız

5. Legen Sie sich auf den Rücken
   Sırt üstü yatınız

6. Legen Sie sich auf den Bauch
   Karnınızın üstüne yatınız

7. Legen Sie sich auf die rechte Seite

Sag tarafınıza yatınız

8. Legen Sie sich auf die linke Seite

Sol tarafınıza yatınız

9. Kopf hier, bitte

Başınız buraya lütfen

10. Wollen Sie eine Decke?

Bastanıye istermisiniz?

11. Ist Ihnen kalt ?

Üsuyormusunuz?

12. Ist Ihnen zu warm?

Sıcaklıyormusunuz?

13. Legen Sie den rechten Arm runter

Sag kolunuzu aşagıya indirin

14. Legen Sie den rechten Arm hoch
Sag kolunuzu yukarıya kaldırınız

15. Legen Sie den rechten Arm am Körper entlang
Sag kolunuzu vucudunuza doğru tutun

16. Legen Sie den linken Arm runter
Sol kolunuzu indirin

17. Legen Sie den linken Arm hoch
Sol kolunuzu kaldırın

18. Legen Sie den linken Arm am Körper entlang
Sol kolunuzu vücudunuza doğru tutun

19. Setzen Sie sich hin, bitte
Lütfen oturunuz

20. Schulter locker lassen
Omuzunuzu serbest birakin

21. Nach vorne schauen

Öne doğru bakınız

22. Tut es weh?

Acıyor mu?

23. Tue ich Ihnen weh?

Acıtıyormuyum?

24. Zeigen Sie mir wo es weh tut

Neresi agrıdıgını bana gösterin

25. Ist der Druck gut?

Bu baskı iyimi?

26. JA ?

Evet

27. NEIN?

Hayır

28. Stärker ?

Fazla?

29. Schwächer ?

Daha az?

30. Besser?

Daha iyi?

31. Schlechter?

Daha kötü?

Manuelle Therapie

1. Ziehen Sie sich aus bitte
Lütfen üzerinizi soyun

2. Können Sie Ihr Oberteil ausziehen?
Üst tarafınızı çıkarınız

3. Können Sie Ihre Hose ausziehen?
Pantolonunuzu çıkarınız

4. Können Sie ihren Rock ausziehen?
Eteginizi çıkarınız

5. Wo haben Sie Schmerzen?
Ağrınız nerede?

6. Ist es besser geworden seit der letzten Behandlung?
Son müdahaleden sonra iyilesme varmı?

7. Ist es schlechter geworden?

Dahamı kötü oldu?

8. Haben Sie jetzt mehr Schmerzen?

Daha fazla agrınız varmı?

9. Haben Sie jetzt weniger Schmerzen?

Daha az agrınız varmı?

10. Wo sind jetzt die Schmerzen?

Şimdi agrılar nerede?

11. Stehen Sie auf ein Bein

Bir ayakta durunuz

12. Jetzt auf das andere Bein stehen

Şimdi diger ayagınızın üzerinde durunuz

13. Stehen Sie auf die Fersen

Topugunuzun üzerinde durunuz

14. Stehen Sie auf die Fußspitzen

Parmak uclarinin üzerinde durunuz

15. Setzen Sie sich hin
Oturunuz

16. Machen Sie sich rund
Kendinizi bükünüz

17. Kopf einrollen
Başınızı eginiz

18. Zieht es?
Cekme varmı?

19. Ist es schmerzhaft?
Acı vericimi?

20. So weniger ?
Dahamı az?

21. So mehr?
Dahamı fazla?

22. Besser ?
Iyimi?

23. Schlechter?

Kötümü?

24. Heben Sie den Kopf

Başınızı kaldırınız

25. Kopf nach oben / nach oben schauen

Başınızı yukarı

26. Kopf nach unten / nach unten schauen

Başınızı aşagıya

27. Kopf nach links drehen

Başınızı sola döndürünüz

28. Kopf nach rechts drehen

Başınızı sağa ceviriniz

29. Kopf nach links neigen

Başınızı sola eğiniz

30. Kopf nach rechts neigen

Başınızı saga eğiniz

31. Locker lassen

Serbest bırakınız

32. Nicht helfen, ich mache die Bewegung, Sie lassen locker

Yardım etmeyiniz, ben hareketleri yapacagım, siz serbest birakın

33. Arme hoch

Kollar yukarı

34. Rechter Arm hoch

Sag kol yukarı

35. Rechter Arm runter

Sag kol aşagıya

36. Linker Arm hoch

Sol kol yukarı

37. Linker Arm runter

Sol kol aşagıya

38. Bein beugen
Bacaklarınız eginiz

39. Bein strecken
Bacaklarınız uzatınız

40. Knie beugen
Dizinizi eginiz

41. Knie strecken
Dizinizi uzatınız

42. Bein heben
Bacagınızı kaldırınız

43. Legen Sie sich auf den Rücken
Sırt üstü yatınız

44. Legen Sie sich auf den Bauch
karnınızın üstüne yatınız

45. Legen Sie sich auf die rechte Seite
Sag tarafınıza yatınız

46. Legen Sie sich auf die linke Seite
Sol tarafınıza yatınız

47. Kopf hier, bitte
Başınız buraya lütfen

48. Setzen Sie sich hin
Oturunuz

49. Machen Sie die Bewegung leicht mit.
Hareketleri birlikte yapınız

50. Drücken Sie gegen meinen Widerstand
Aksi yönde hareket ediniz

51. Drücken Sie stärker
Daha sert hareket ediniz

52. Drücken Sie leichter
Daha hafif hareket ediniz

53. Das ist eine Übung für Zuhause
Evde yapacagınız hareketler

54. Beine aufstellen
Bacaklarınızı kaldırınız

55. Bauch anspannen
Karnınızı kasınız

56. Po anspannen
Kalcanızı kasınız

57. Beine anspannen
Bacaklarınızı kasınız

58. Arme anspannen
Kollarınızı kasınız

59. Entspannen
Serbest bırakın

60. Es kann sein, dass es ein Bißchen weh tut
Biraz acıması mümkün

61. Ich zeige es Ihnen, dann machen Sie es nach
Ben size göstereyim, siz tekrarlayın

62. Machen Sie 3 Serien à 10 Wiederholungen
3 Adet 10 defa tekrarlayın

63. Machen Sie 3 Serien à 15 Wiederholungen
3 Adet 15 defa tekrarlayın

64. Machen Sie 3 Serien à 20 Wiederholungen
3 Adet 20 defa tekrarlayın

65. Machen Sie 3 Serien à 30 Wiederholungen
3 Adet 30 defa tekrarlayın

66. 1 mal die Woche
Bir defa haftada

67. 2 mal die Woche
Iki defa haftada

68. 3 mal die Woche
Üç defa haftada

69. 1 mal pro Tag
Günde bir defa

70. 2 mal pro Tag
Günde iki defa

71. 3 mal pro Tag
Günde üç defa

72. Machen Sie die Übung vor dem Spiegel
Hareketleri aynanın önünde yapınız

73. Sitzen Sie vor dem Spiegel
Aynanın önünde oturunuz

74. Stehen sie vor dem Spiegel
Aynanın önünde durunuz

75. Das darf nicht weh tun
Agrı hisetmemeniz gerekir

76. Das darf nicht passieren
Bunun olmaması gerekir

PNF

1. Legen Sie sich auf den Rücken
Sırt üstü yatınız

2. Legen Sie sich auf den Bauch
Karnınızın üstüne yatınız

3. Legen Sie sich auf die rechte Seite
Sag tarafınıza yatınız

4. Legen Sie sich auf die linke Seite
Sol tarafınıza yatınız

5. Kopf hier, bitte
Başınız buraya lütfen

6. Ich zeige Ihnen wie die Bewegung aussehen soll
Hareketlerin nasıl olacağını ben size göstereyim

7. Ich mache die Bewegung, Sie lassen den Arm locker

Ben hareketleri yapıyorum, siz kolunuzu gevşek tutunuz

8. Ich mache die Bewegung, Sie lassen das Bein locker

Ben hareketleri yapıyorum, siz ayağınızı gevşek tutunuz

9. Jetzt drücken Sie gegen meinen Widerstand

şimdi hareketlerime karşı durun

10. Finger, Hand aufmachen

Parmakları, Eli acınız

11. Finger, Hand zumachen

Parmakları, elinizi kapatınız

12. Ellbogen strecken

Dir seginizi uzatınız

13. Ellbogen beugen

Dir seginizı cekiniz

14. Bein hoch

Bacagınızı kaldırınız

15. Bein runter

Bacagınızı indiriniz

16. Bein in die Richtung anspannen

Bacagınızı yöne göre ayarlayınız

17. Knie beugen

Dizinizi eginiz

18. Knie strecken

Dizinizi uzatın

19. Hüfte beugen

Kalçanızı eğin

20. Hüfte strecken

Kalçanız uzatınız

21. Entspannen / locker lassen

Serbest bırakın

22. Mehr

Çok

23. Weniger

Az

24. Stärker

Fazla?

25. Schwächer

Daha az?

26. Langsamer

Daha yavaş

27. Schneller
Daha hızlı

28. Nach oben drücken
Yukarı doğru basdırınız

29. Nach unten drücken
Aşagı doğru basdırınız

30. Jetzt in die andere Richtung
Şimdi diger tarafa

31. Richtung gegenüberliegende Schulter
Hareket karşı yöndeki omuza

32. Richtung gegenüberliegende Hüfte
Hareket karşı yöndeki kalçaya

33. Richtung Ohr
Yön kulak

34. Richtung Nase
Yön burun

35. Richtung Fenster
Yön Pencere

36. Richtung Tür
Yön kapi

37. Richtung Wand
Yön durar

38. Richtung Uhr
Yön saat

Mulligan

1. **Zeigen Sie mir bei welcher Bewegung sie Schmerzen haben**
   Hangi harekete agrınız var

2. **Lassen Sie locker**
   Serbest birakınız

3. **Machen Sie jetzt die Bewegung noch einmal**
   Hareketi tekrarlayınız

4. **Ist es besser?**
   Dahami iyi?

5. **Haben Sie Schmerzen bei Treppenhochsteigen ?**
   Agrınız varmı merdüwenden cıkarsanıs ?

6. **Haben Sie Schmerzen bei Treppenruntersteigen ?**
   Agrınız varmı merdüwenden asaya inerken ?

7. **Ist es besser so?**

Böyle dahami iyi?

8. **Sie dürfen keine Schmerzen haben, wenn es weh tut sagen Sie Stopp.**

Agrınız olmaması gerekir, acı duyarsanız "Dur" deyiniz

9. **Wenn der Gurt weh tut lege ich ein Polster zwischen Ihnen und dem Gurt.**

Kayış acıtıyorsa arasına singer koyayım

10. **Daheim können Sie diese Übung mit einem Handtuch machen**

Evde bu hareketleri havlu ile yapa bilirsiniz

11. **Daheim können Sie diese Übung mit einem Theraband machen**

Evde bu hareketleri therabandla yapa bilirsiniz

12. **Daheim können Sie diese Übung mit einem Stab machen**

Evde bu hareketleri degnekle yapa bilirsiniz

13. Den Ball können Sie im Sportgeschäft kaufen.
Topu spor dükanindan satin alabilirsiniz

14. Das Theraband können Sie im Sportgeschäft kaufen.
Theraband d spor dükanindan satin alabilir

15. Es soll rot sein
Kırmızı olsun

16. Es soll grün sein
Geşi olsun

Übungen

1. Beugen
Egilin

2. Strecken
Uzanın

3. Anspannen
Kasılın

4. Entspannen
Serbest bırakın

5. Gesäß nach hinten
Alnınız arkaya

6. Bauch anspannen / angespannt lassen
Karnınızı kasın, kasılmış bırakın

7. Bleiben Sie so ein Paar Sekunden, dann entspannen
Birkaç saniye böyledurun, sonra serbest bırakın

8. Es darf keine Bewegung stattfinden
Hareket olmamak zorunda

9. Das ist für die Koordination
Kordine için

10. Machen Sie 3 Serien à 10 Wiederholungen
3 Kere 10 adet tekrarlayın

11. Machen Sie 3 Serien à 15 Wiederholungen
3 Adet 15 defa tekrarlayın

12. Machen Sie 3 Serien à 20 Wiederholungen
3 Adet 20 defa tekrarlayın

13. Machen Sie 3 Serien à 30 Wiederholungen
3 Adet 30 defa tekrarlayın

14. Machen Sie Pause zwischen den Serien
Seriler arasında mola verin

15. Ein Paar Sekunden

Birkaç saniye

16. Ein Paar Minuten

Birkaç dakika

17. Wieviel?

Kaç tane?

18. 1 mal die Woche

Bir defa haftada

19. 2 mal die Woche

Iki defa haftada

20. 3 mal die Woche

Üç defa haftada

21. 1 mal pro Tag

Günde bir defa

22. 2 mal pro Tag

Günde iki defa

23. 3 mal pro Tag
Günde üç defa

24. Machen Sie die Übung vor dem Spiegel
Hareketleri aynanın önünde yapınız

25. Sitzen Sie vor dem Spiegel
Aynanın önünde oturunuz

26. Stehen sie vor dem Spiegel
Aynanın önünde durunuz

27. Das ist für die Kräftigung
Bu güç toplamanız için

28. Zuhause jeden Tag machen
Evde her gün yapınız

29. Machen Sie die Übungen vor dem Spiegel damit Sie sich korrigieren können
Hareketleri aynanın karşısında yapınız, kendiniz kontrol edebilmeniz için

30. Das darf nicht passieren
Bunun olmaması gerekir

31. Das ist falsch
Bu yalnış

32. So ist es richtig
Böyle doğru

33. Langsam
Yavaş

34. Langsamer
Daha yavaş

35. Schnell
Hızlı

36. Schneller
Daha hızlı

37. Nicht ruckartig
Acil hareket etmeyiniz

38. Sie dürfen keine Schmerzen bei den Übungen haben.

Hareketlerde acı hissetmemeniz gerekir

39. Wenn Sie Schmerzen haben, während Sie die Übungen machen, lassen Sie die Übung sein und sagen es mir das nächste Mal.

Hareketleri yaparken agrı hissederseniz, yapayınız ve bana bir dahaki sefere söyleyiniz

40. Haben Sie die Übungen gemacht?

Hareketleri yaptınızmı?

41. Haben Sie dabei Schmerzen gehabt?

Agrı hisettinizmi?

42. Zeigen Sie mir wo Sie Schmerzen hatten

Nerede agrınız var bana gösteriniz

43. Zeigen Sie mir wie Sie die Übung machen.

Hareketlerinasıl yaptınız bana gösteriniz

44. Stehen sie auf dem rechten Bein

Sag ayagınızın üzerinde durunuz

45. Stehen sie auf dem linken Bein

Sol ayagınızın üzerinde durunuz

46. Stehen sie auf einem Bein

Bir ayagınızın üzerinde durunuz

47. Das ist für das Gleichgewicht

Bu denge için

48. Versuchen Sie nicht zu wackeln

Hareketsıs durunuz

49. Diese Bewegung können Sie in den Alltag einbauen

Bu hareketleri yaşamınızda uygulayın

Gangschule

1. **Stehen Sie gerade**
Düz durunuz

2. **Machen Sie kleinere Schritte**
Kısa adımlar atınız

3. **Machen Sie größere Schritte**
Uzun adımlar atınız

4. **Machen Sie regelmäßige Schritte**
Sık adımlar atınız

5. **Den Fuß abrollen**
Ayagınızı bükünüz

6. **Zuerst auf Ferse, dann rollt der Fuß, dann drücken Sie den Fuß vor mit dem Vorfuß**
Önce topugunuzun üzerine, sonra parmaklarınızın üzerine durunuz

7. Die Gehstütze gehen mit dem kranken Bein zusammen.

Bastonunuz hasta ayağınızla birlikte gider

8. Arme locker am Körper pendeln lassen

Kollarınızı vucudunuzda paralel olarak sallayınız

Lymphdrainage

1. **An diesem Arm darf man kein Blutdruck messen oder Spritzen**
   Bu kolda tansiyan yada igne vurunmayınız

2. **Sie sollen sich möglichst nicht verletzten**
   Mümkün oldugu kadar yaralanmayınız

3. **Sie dürfen nicht heiß baden oder zu lange in der Sonne liegen**
   Sicak banyo yapmayınız veya güneş altinda fazla kalmayınız

4. **Wenn Sie einen schmerzhaften Ausschlag haben, gehen Sie sofort zum Arzt.**
   Aci verici bir vakkada hemen doktora gidiniz

5. **Legen Sie oft, mehrmals pro Tag die Beine hoch**
   Bacaklarınızı günde birkaç defa yukarı kaldırınız

6. Legen Sie oft, mehrmals pro Tag das Bein hoch
Bacagınızı günde birkaç defa yukarı kaldırınız

7. Legen Sie oft, mehrmals pro Tag den Arm hoch
Kolunuzu günde birkaç defa yukarı kaldırınız

8. Haben Sie einen Kompressionsstrumpf ?
Kombres corabınız varmı?

9. Haben Sie Kompressionsstrümpfe?
Kombres coraplarınız varmı?

10. Den Strumpf müssen Sie jeden Tag tragen
Corabi hergün giymelisiniz

11. Die Strümpfe müssen Sie jeden Tag tragen
Corapları her gün giymelisiniz

12. Den Strumpf müssen Sie Tag und Nacht tragen
Corabi gece gündüz giymelisiniz

13. Die Strümpfe müssen Sie Tag und Nacht tragen
Corapları gece gündüz giymelisiniz

14. Sie sollen keine einengende Kleidung tragen.

Sıkı kıyafetlerden kacınınız

15. Legen Sie sich auf den Rücken

Sirt üzeri yatınız

16. Drehen Sie sich auf den Bauch

Karnınızın üzerine dönünüz

17. Können Sie sich auf den Bauch legen oder wollen Sie lieber sitzen?

Karnınızın üzerine uzana biliyormusunuz yada oturmakmı istersiniz

18. Sitzen?

Oturun?

19. Bein aufstellen

Ayak yukarı

20. Beine aufstellen

Ayaklar yukarı

21. Ein Bisschen zu mir rutschen
Biraz bana doğru kayınız

22. Rutschen Sie nach links
Sol tarafa kayınız

23. Rutschen Sie nach rechts
Sag tarafa kayınız

24. Rutschen Sie kopfwärts
Bas yukarı kayınız

25. Rutschen Sie fußwärts
Ayak aşagi kayınız

26. Tut es weh?
Aciyormu?

27. Es darf nicht weh tun
Aci hisset memeniz gerekir

Elektrotherapie

1. **Ich werde 2 Elektroden anlegen**
   Iki elektrot baglayacagım

2. **Ich werde 4 Elektroden anlegen**
   Dört elektrot baglayacagım

3. **Es fließt noch kein Strom**
   Henüz ceyran akmamakta

4. **Ich drehe den Strom langsam hoch**
   Ceyranı yavas yukarı cıkar tıyorum

5. **Sie sagen es mir sobald Sie Strom spüren**
   Ceyran hissettiginiz taktirde bana bildiriniz

6. **Spüren Sie den Strom?**
   Ceyranı hissediyormusunuz

7. Es soll angenehm sein

Iyi bir his vermesi gerekiyor

8. Ist es angenehm?

Iyi bir his veriyormu?

9. Sie sollen den Strom nur ganz leicht spüren

Ceyranı cok hafif bir şekilde hissetmelisiniz

10. Jetzt drehe ich den Strom runter bis Sie ihn nicht mehr spüren

Ceyranı şimdi acagıya indiriyorum birşey hissetmeyene kadar

11. Es dauert circa 10 Minuten

Aşagı yukarı on dakika sürer

12. Es dauert circa 15 Minuten

Aşagı yukarı onbeş dakika sürer

13. Es dauert circa 20 Minuten

Aşagı yukarı yirmi dakika sürer

14. Wenn es fertig ist, komme ich und mache die Elektroden weg.

Bittiği zaman elektrotları cikarmaya gelecegim

15. Wenn Sie ein Problem haben, rufen Sie mich.

Bir probleminiz olursa cagrın beni

16. Ich bin nebenan

Ben yan taraftayım

Beckenboden Gymnastik

Kurz

1. Der Beckenboden ist der Muskel der zwischen Schambein und Steißbein ist.

Kalça alt kası kasıkkemiği ile arasın oturma kemiğinin

2. Seine Aufgabe ist hauptsächlich die Öffnungen, die sich da befinden zu schließen.

Onun görevi, oradaki açık olan bölümü kapatmaktır

3. Er arbeitet mit den Bauchmuskeln und mit dem Zwerchfell zusammen.

Karın kasları ve böleceğinizle birlikte çalışır

4. Deshalb muß man diese Muskeln auch mitarbeiten lassen um den Beckenboden zu kräftigen.

Bu yüzden bu kasları birlikte çalıştırmak gerekiyor kalça alt kasını güçlendirmek için

5. Versuchen Sie den Beckenboden anzuspannen indem Sie so anspannen wie wenn Sie aufs Klo müssten, es aber nicht könnten.

Kalça alt kaslarınkı kasınız, tuvalete gitmeniz gerektiğini ancak yapamadığınız hisini vermesi gerekiyor

Lang

1. Der Beckenboden ist der Muskel der sich zwischen rechter und linker Sitzbeinhöcker, Steißbein und Schambein befindet.

Kalça alt kası, sag ve sol kuyruk kemiği, kasık kemiği ve oturma kemiğinin arasındaki kastır

2. Der Beckenboden trägt wesentlich dazu bei, dass Sie Ihren Urin- und Stuhlabgang kontrollieren können. Durch regelmäßiges Training können Sie einer Inkontinenz vorbeugen oder bestehende Probleme günstig beeinflussen.

Kalça alt kası, idrar ve diskiliğinizi kontrol altında tutmanıza yardımcı olar

3. **Weiterhin bietet der Beckenboden den inneren Bauchorganen Halt und stützt sie von unten. Daher können Sie mit einem Becken-bodentraining Senkungsbeschwerden entgegenwirken.**

Bunun yanında kalça alt kasığı, iç karın organlarını tutar ve alttan destekler. Bu yüzden kalça alt kas ant man çalişmalarıda sorunsuz çökmelere karşı kaya bilirsiniz

4. **Um diese Aufgaben erfüllen zu können, arbeitet der Beckenboden zusammen mit der Bauchmuskulatur und dem Zwerchfell, dem wichtigsten Atemmuskel.**

Bu görerleri yapabilmeniz için, kalça alt kası, karın kası ve böleçiinizle birlikte çalışırı en önemli nefes kaslarıdır

5. **Deshalb muß man diese Muskeln auch mitarbeiten lassen um den Beckenboden zu kräftigen.**

Bu yüzden bu kasleri birlikte çalıştırmak gerekiyor kalça alt kasını güçlendirmek için

6. **Versuchen Sie, die Beckenbodenmuskulatur anzuspannen indem Sie sich vorstellen daß Sie Ihren After und Ihre Scheide verschließen.**

Kalça alt kaslarınızı kasınız, vajinanızın kapandığını hissi vemesi gerekiyor

7. **Versuchen Sie den Beckenboden anzuspannen indem Sie so anspannen wie wenn Sie aufs Klo müssten, es aber nicht könnten.**

Kalça alt kaslarınız kasınız, tuvalette gitmeniz gerektiğini ancak yapamadığınızın hissini vermesi gerekiyor

8. **Tief einatmen, beim langsamen Ausatmen Bauch anspannen.**

Derin nefes alın, nefes verirken karnınızı kasınız

9. **Ich zeige es Ihnen, dann machen Sie es nach.**

Ben size gösteriyorum, siz sonra tekrarlayın

Atemtherapie

1. **Atmen Sie durch die Nase ein**
   Burundan nefes alınız

2. **Atmen Sie durch den Mund aus**
   Agizdan nefes veriniz

3. **Ich mache es vor, Sie machen es nach.**
   Ben yapıyorum siz tekrar ediniz

4. **Langsam**
   Yavaş

5. **Langsamer**
   Daha yavaş

6. **Schnell**
   Hızlı

7. Schneller
Daha hızlı

8. Tief
Derinden

9. Tiefer
Daha derinden

10. Oberflächig
Gelişi güsel

11. Oberflächiger
Daha gelişi güsel

12. Atmen Sie mehr in den Bauch
Karniniza hava veriniz

13. Der Bauch soll dicker werden wenn Sie einatmen.
Karnınız büyümeli nefes aldığınızda

14. Legen Sie die Hände auf den Bauch
Ellerinizi karnınızın üzerine koyunuz

15. Legen Sie die Hände auf den Brustkorb

Ellerinizi göğüsünüze koyunuz

16. Ihre Hände sollen vom Bauch bewegt werden wenn Sie einatmen

Elleriniz nefes alip vermenizde hareket etmeli

Nuetzliches

1. Guten Tag
   Iyi günler

2. Tschüss
   Hoşcakalınız

3. Bitte
   Lütfen

4. Danke
   Teçekürler

5. Locker lassen
   Serbest bırakınız

6. Tut es weh?
   Acı veriyormu?

7. Ist es besser so?

Dahami iyi?

8. Stärker?

Daha hızlı?

9. Ja

Evet

10. Nein

Hayır

11. Es tut mir Leid, ich verstehe Sie nicht

Özür dilerim sizi anliyamıyorum

Schlusswort

Ich bedanke mich herzlich bei allen, die mir geholfen haben, diese "Little Physio-Serie" zu schreiben.

Danke an die Übersetzer, die Korrektur-Leser.

Vielen herzlichen Dank an meine Familie und an meine lieben Freunde, die mitgewirkt haben.

Danke auch an diejenigen, die ihre Stimme für die App und für die Videos geliehen haben.

Der größte Dank geht an meinem Mann, für alles was er für die Little Physio App gemacht hat und für den Rest auch...

Danke an Sie, die mein Buch oder meine Bücher gekauft haben :)

Wenn Ihnen dieses Buch gefällt, würde ich mich sehr freuen, einen netten Kommentar von Ihnen auf der Amazon-Seite zu lesen.

Literaturverzeichnis

Little Physio Serie:

Deutsch => Französisch
Deutsch => Englisch
Deutsch => Spanisch
Deutsch => Italienisch
Deutsch => Türkisch

The Big Little Physio:

Deutsch => Französisch, Englisch, Spanisch, Italienisch, Türkisch

www.ingramcontent.com/pod-product-compliance
Lightning Source LLC
Chambersburg PA
CBHW051624170526
45167CB00001B/54